ÄLTER WERDEN, MOBIL BLEIBEN

von
Hertha Gerlinger

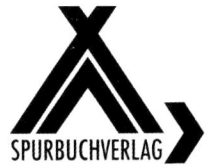

SPURBUCHVERLAG

Hertha Gerlinger

ÄLTER WERDEN, MOBIL BLEIBEN

Das Ziel und der Weg

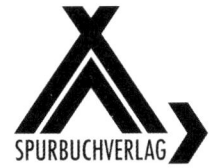

Bibliografische Information der Deutschen Nationalbibliothek

Die Deutsche Nationalbibliothek verzeichnet diese Publikation in der Deutschen Nationalbibliografie; detaillierte bibliografische Daten sind im Internet über http://dnb.dnb.de abrufbar.

Bibliographic information published by the Deutsche Nationalbibliothek

The Deutsche Nationalbibliothek lists this publication in the Deutsche Nationalbibliografie; detailed bibliographic data are available in the Internet at http://dnb.dnb.de

1. Auflage, August 2020
© Spurbuchverlag, 96148 Baunach
info@spurbuch.de,
www.spurbuch.de

Ausführung: pth-Verlagsservice GmbH & Co.KG, Würzburg

ISBN 978-3-88778-591-8

Inhalt

,,

Was ist Jugend?

Jugend ist nicht ein Lebensabschnitt, sie ist ein Geisteszustand; sie ist Schwung des Willens, Regsamkeit der Phantasie, Stärke der Gefühle, Sieg des Mutes über Freiheit, Triumph der Abenteuerlust über die Trägheit.

Niemand wird alt, weil er eine Anzahl Jahre hinter sich gebracht hat; man wird nur alt, wenn man seinen Idealen Lebewohl gesagt hat.

Albert Schweitzer

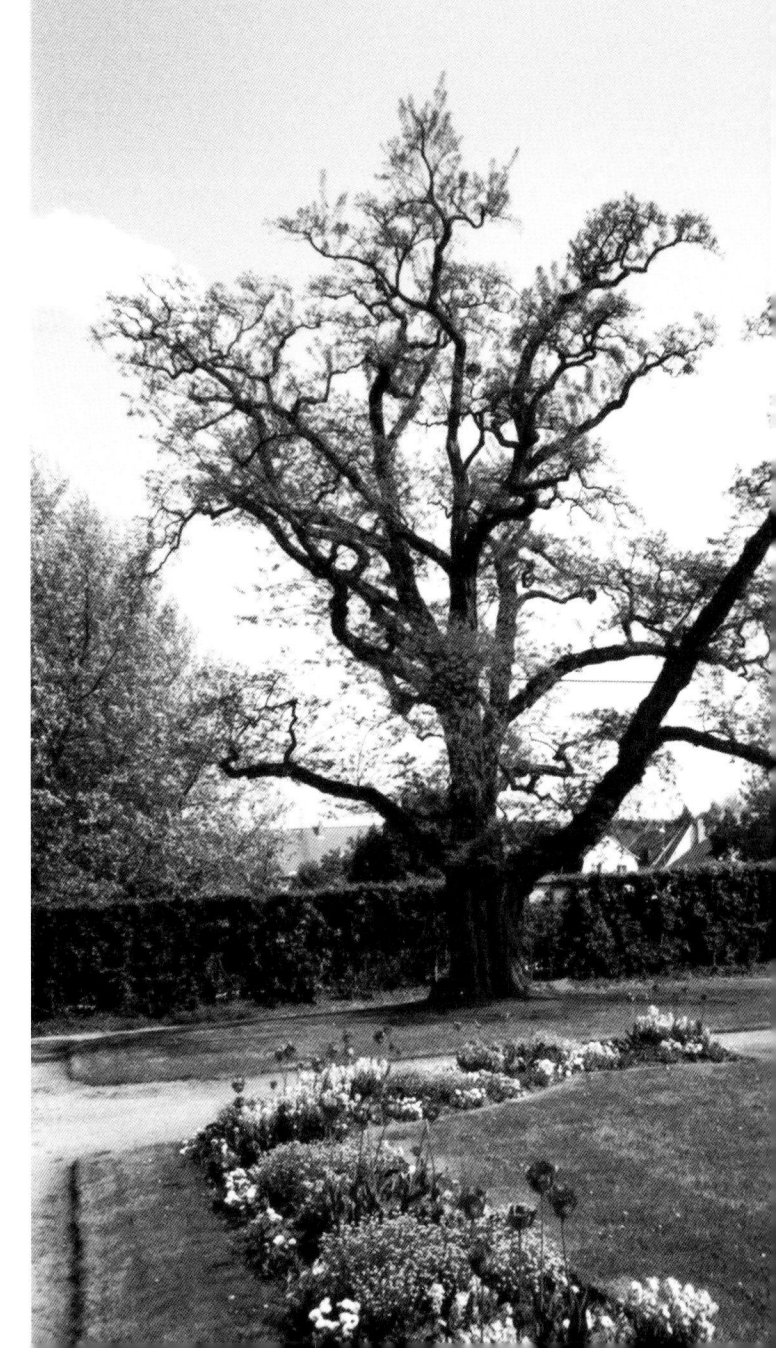

Auszug aus meinem Buch
„In meinem Alter..."

Alte Bäume sind wie alte Menschen: Sie haben Jahre kommen und gehen sehen, sie haben Stürmen und Unwettern getrotzt, sie haben manchen Zweig und manchen Ast eingebüßt und leiden unter Krankheiten und Schädlingen, aber in ihrer charakteristischen Form und ihrem Wesen haben sie sich behauptet und wurzeln tief und fest an ihrem angestammten Platz. Und jedes Frühjahr, wenn ihre Knospen aufbrechen, setzen sie ein Zeichen der Hoffnung auf ein neues gutes Jahr.

Vorwort

Werden und Vergehen, das ist das ewige Gesetz der Natur. Sobald man auf der Welt ist, wird man mit jeder Minute, mit jedem Tag älter. Und das bedeutet auch Zunahme an körperlichen und geistigen Fähigkeiten, bis man nach einigen Jahrzehnten seinen Zenit erreicht hat.

Bei vernünftiger Lebensweise kann man auf dieser Hochfläche erstaunlich lange verweilen und sie in vollen Zügen genießen, bis es mit der Physis langsam aber merkbar bergab geht. Nicht so mit den geistigen Möglichkeiten: Es ist erwiesen und durch zahlreiche Forschungsprojekte mehrfach bestätigt, dass das menschliche Gehirn in der Lage ist, bis ins hohe Alter Neues aufzunehmen und zu nutzen, vorausgesetzt, man hat auch in jüngeren Jahren das Gehirn angemessen beschäftigt, wie ich finde: ein gutes Gegengewicht zu den zunehmenden körperlichen Problemen!

Dass grundsätzlich man sein Leben lang „älter" wird ist also ganz normal und muss einem keine Sorgen bereiten, aber schließlich wird man (wenn man Glück hat und vernünftig lebt!) eben doch „alt". Aber wann ist man alt?

Als ich vor mehr als 100 Jahren das Licht dieser schönen Welt erblickte, galt das Luther-Wort (aus einer Psalmenübersetzung): „Unser Leben währet 70 Jahre und wenn es hoch kommt, so sind es 80 Jahre und wenn es köstlich gewesen ist, so ist es Mühe und Arbeit gewesen." Das war es, was man erwartete. Ich erinnere mich, als eine meiner Großmütter mit 78 Jahren verstarb, war ich stolz darauf, dass sie dieses hohe Alter erreicht hatte. Ich war durch diese lutherische Vorgabe so geprägt, dass ich, als ich selbst in die Nähe der 70 kam, mit einigen Befürchtungen fertig werden musste.

Im Alter von 57 Jahren hatte ich eine Wandergruppe gegründet, die sich im Laufe der Jahre zu einer sehr aktiven und kräftigen Unternehmung entwickelt hatte. Monatlich eine Tageswanderung und einmal im Jahr eine Streckenwanderung mit 2 oder 3 Übernachtungen wurden geboten. Die Nachfrage war groß und oft war ich mit mehr als 20 Teilnehmerinnen unterwegs. Und nun also diese 70 Jahre! Konnte ich das schaffen? Luthers 70 Jahre schienen auf bedrohliche Weise in meinen Lebensplan einzugreifen. Ich entschied, meinem erprobten Wahlspruch zu folgen: Man muss es erst probieren, dann weiß man, ob es geht. Und es funktionierte: Ich habe meine Wanderführerrolle bis zu meinem 93. Geburtstag mit großer Begeisterung ausgeübt.

Die Gedanken, die ich mir über das Altwerden gemacht hatte, habe ich dann in einem Manuskript zusammengefasst, das im Humboldt-Verlag unter dem Titel „In meinem Alter" erschienen ist. Einige Jahre später hatte ich eine Art Fortsetzung geschrieben, die aber nicht in Druck ging. So landete das Manuskript zunächst in der Schublade. Anlässlich meines 100. Geburtstages habe ich es wieder hervorgeholt und als immer noch hochaktuell befunden. Mit einigen Korrekturen und Ergänzungen kann es nun in Druck gehen, zumal die von mir befürchteten Probleme mittlerweile voll eingetroffen waren. Und in gewisser Weise hatten ja auch meine Hinweise und Vorschläge durch meine eigene Lebenssituation an Wert gewonnen.

So schicke ich denn dieses Manuskript – versehen mit wenigen Aktualisierungen – als Buch auf die Reise in der Hoffnung, dass es vielen nützlich sein könnte und manche dann, wenn sie Glück haben, die 100 erreichen und feiern können!

Ich schließe meine Ausführungen mit dem alten Bergmannsgruß: Glück auf!

Hertha Gerlinger
im Juni 2020

I. Die Herausforderung

Die Statistiken sagen uns – und in diesem ganz besonderen Fall kann man sich sicher darauf verlassen und muss nicht mit Interpretationsfallen rechnen, dass das Durchschnittsalter der Menschen insgesamt, aber im Besonderen der Bevölkerung der Industriestaaten immer noch und ständig ansteigt, wobei für die einzelnen Völker und Kulturkreise mehr oder weniger markante Unterschiede festzustellen sind, die man durch die Art ihrer Lebens- und Ernährungsweise oder auch den Stand ihrer Umwelttechnik zu erklären versucht.

Tatsache ist jedenfalls, dass sich das durchschnittlich zu erwartende Lebensalter in den letzten 100 Jahren praktisch verdoppelt hat, nicht zuletzt natürlich auch wegen der rasanten Fortschritte in der Medizin, und gegenwärtig für ein heute geborenes Mädchen mehr als 81 Jahre und für einen Jungen 75 Jahre beträgt.

Im „Land der Hundertjährigen" Japan liegt gegenwärtig die Lebenserwartung der Frauen sogar bei über 84 Jahren und die der Männer bei fast 78 Jahren, und kürzlich las ich, dass nach den neuesten Zahlen jedes zweite heute geborene Mädchen die Chance hätte, 100 Jahre alt zu werden. Jutta Gampe vom Max-Planck-Intitut für demographische Forschung in Rostock stellt fest, dass die Lebenserwartung seit etwa 160 Jahren nahezu unverändert 3 Monate pro Jahr ansteige und dass auch in Zukunft auf Grund medizinischen Fortschritts, besserer Pflege und gesünderer Lebensweise mit einem geradlinigen Anstieg der Lebenserwartung zu rechnen sei.

Und alle diese Zahlen geben ja nur das zu erwartende Durchschnittsalter an, das heißt also, dass eine sehr große Anzahl von Menschen ein noch weit höheres Alter erreichen wird.

Diese wachsende große Anzahl von alten und sehr alten Menschen stellt nun in unserer Zeit und weit mehr noch in der überschaubaren Zukunft ein gewaltiges, ja fast unlösbar scheinendes Problem dar. Denn in den meisten Fällen bedarf der alte Mensch früher oder später der Hilfe, zunächst bei der Haushaltsführung und Versorgung, später bei den persönlichen täglichen Verrichtungen und schließlich für alles und jedes bis zum totalen Angewiesensein auf Pflege.

Diese mühsame, aber auch aus menschlicher Sicht unbedingt zu leistende Aufgabe wurde in früheren Generationen zum überwiegenden Teil von den Familien wahrgenommen und verursachte demgemäß der Allgemeinheit keine zusätzlichen Kosten.

Nicht nur, dass die älteren Angehörigen, wenn sie allein nicht mehr zurechtkamen, im Familienverband aufgenommen wurden oder, wie bei bäuerlichen Familien, sich oft gar nicht daraus entfernt hatten, es standen bei den alten Großfamilien immer genügend Familienmitglieder, vorwiegend weibliche, zur Verfügung, die diese Arbeit, wenn vielleicht auch oft seufzend, aber jedenfalls als selbstverständliche Pflicht übernahmen. Zunächst natürlich die Hausfrau als Tochter oder Schwiegertochter, dann unverheiratete weibliche Verwandte, die auf diese Weise noch Anerkennung fanden, aber auch die größeren Kinder, die dem Opa, der Oma, Onkel oder Tante, die nicht mehr aufstehen konnte, das Essen ans Bett trugen oder etwas holten oder vorlasen oder einfach mit dem Betroffenen sprachen.

Nur wer niemand hatte, war auf die öffentliche Versorgung und Fürsorge angewiesen und musste in ein Alters- oder Pflegeheim gehen, aber dies war noch in meiner Jugend eher die Ausnahme als die Regel.

Dazu kam, dass das Durchschnittsalter vor 50 oder 60 Jahren eben noch erheblich niedriger lag als heute und die für die Familien oder auch Pflege- und Altersheime zu erwartende Für-

sorge und Pflegezeit begrenzt blieb und abzusehen war. Ein 100-Jähriger war ja eine absolute Rarität im Gegensatz zu heute, wo wirklich fast kein Tag vergeht, ohne dass man in den Lokalseiten der Tageszeitungen ein solches Jubiläum angezeigt finden kann. Nach dem Statistischen Jahrbuch entnommenen Zahlen gab es 1938 nur

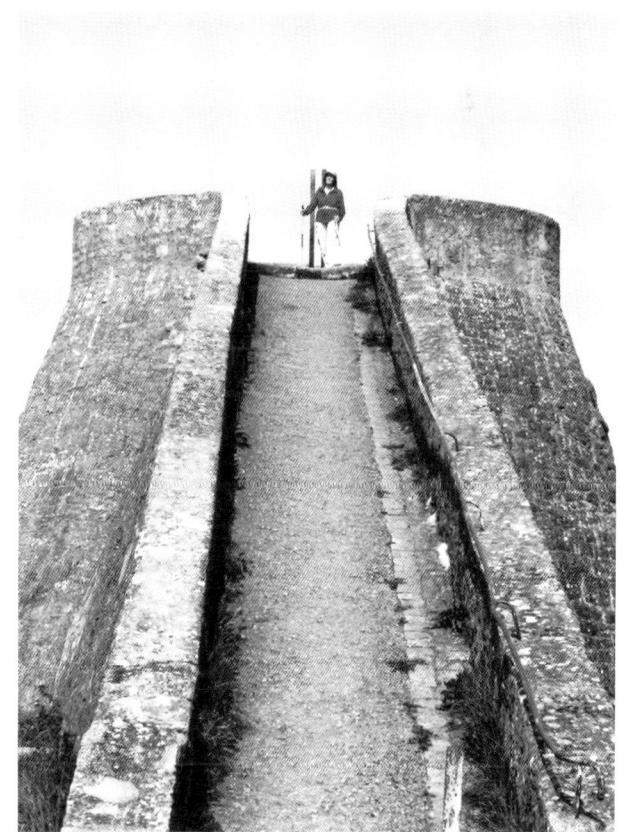

3 Menschen in Deutschland, die älter als 100 Jahre waren, 1990 aber 3960 und heute 11 000.

Die Zunahme ist wahrhaft atemberaubend! Immer mehr Menschen werden also heute immer älter, während die Möglichkeiten der Betreuung zur gleichen Zeit immer schwieriger geworden sind. Nicht nur sind die Großfamilien, die alte Angehörige aufnehmen könnten, nur noch in den allerseltensten Fällen anzutreffen, sondern die gesamte Situation hat sich insofern grundlegend verändert, als sich durch die Emanzipation der Frauen die Zahl der sogenannten „Nur-Hausfrauen" oder sagen wir lieber und zutreffender der hauptberuflichen Hausfrauen so drastisch vermindert hat, dass sie in diesem Zusammenhang eine zu vernachlässigende Größe darstellen.

Die allermeisten Frauen erlernen und ergreifen einen Beruf, und selbst, wenn sie ihn während der Kindererziehungsphase vorübergehend an den Nagel hängen, so haben sie doch mehr oder weniger den Wunsch, nach dieser Phase zu demselben oder einem anderen Beruf zurückzukehren, um nun ihren eigenen persönlichen Bedürfnissen gerecht zu werden.

Das Rad lässt sich nicht mehr zurückdrehen, und wenn auch sicher so manche berufstätige Frau in Gewissensnöte kommt, wenn sie ihre alte Mutter oder ihren alten Vater in ein Heim geben muss, weil allein zu Hause Sicherheit und Aufsicht einfach nicht mehr gewährleistet sind, so ist es auf der anderen Seite ganz klar, dass eine so einseitige Verpflichtung gerade der weiblichen Bevölkerung, wie sie seit Jahrhunderten bestand und als selbstverständlich betrachtet wurde, heute einfach nicht mehr hingenommen werden kann. So weit, so gut – oder auch schlecht. Natürlich haben wir heute hervorragende Heime und Pflegeeinrichtungen von einer Qualität, wie es sie noch nie gegeben hat – eine besondere Ausbildung für die Betreuung alter Leute wurde in früheren Zeiten nicht als erforderlich angesehen –, eine ausgezeichnete medizinische Versorgung – die Geriatrie hat enorme Fortschritte gemacht –, und auch die finanzielle Seite – die Heime sind ihrem hohen Standard gemäß alles andere als billig – braucht niemand ernstlich zu beunruhigen: wo das eigene Einkommen oder Vermögen einschließlich Pflegeversicherung nicht ausreicht, springt die Solidargemeinschaft mit ihren sozialen Sicherungen ein und zahlt drauf, was fehlt.

Und meiner Erfahrung nach sind die Unterschiede (wenn man von der kleinen Anzahl der wirklich luxuriösen Einrichtungen einmal absehen will) zwischen zwei so unterschiedlichen Finanzierungsmodellen gar nicht so groß wie häufig behauptet wird.

Ich besuchte öfters eine als gutsituiert geltende alte Bekannte, die schon mehr oder weniger bettlägerig und auf ihr Zimmer angewiesen war, in einer sogenannten Seniorenresidenz und verglich ihre Situation mit derjenigen einer alten Frau in einem städtischen Altersheim, die ich betreute und auch öfters besuchte. Die Erstere hatte ein relativ großes Zimmer mit eigenen Möbeln und Teppichen schön ausgestattet sowie ein kleines Bad, das sie aber kaum noch nutzen konnte. Die andere hatte einen kleineren Raum mit Bett und Schrank, Tisch, Stuhl und Sessel sowie einer kleinen Kommode und einer Waschnische. (Die Toilette war damals noch auf dem Gang.) Aber mit Deckchen und Familienbildern und ein paar Blumentöpfen am Fenster, aus dem man auf einen stillen Hof mit einem Taubenschlag sah, war es doch eine freundliche kleine Welt, und um Essen, Wärme und Betreuung brauchte sie sich genauso wenig Sorgen zu machen wie ihre bessergestellte Schwester in der Seniorenresidenz. Inzwischen dürfte die überwiegende Anzahl an Seniorenheimen durch Umbauten den heutigen Anforderungen an sanitäre Einrichtungen angepasst worden sein. Wenn einer um die 1500 € Rente oder Pension hat und seine Unterkunft in einem Heim ihn mehr als 1200 € kosten, er oder sie sich dies und das noch selber beschaffen und bezahlen muss, was bei einer öffentlichen Einrichtung für alle zur Verfügung steht, bleibt möglicherweise auch nicht so sehr viel mehr als „Taschengeld" übrig, als es die öffentliche Hand den von ihr versorgten Menschen von deren kargen Renten bewilligt. Die Ansprüche in dieser Lebensphase sind nicht groß und für alle ziemlich gleich. Unser soziales Netz sorgt dafür, dass niemand davor Angst haben muss, in hilfloser Lage verlassen zu sein.

Wo also liegt das Problem? Nun, das Problem ist ein Zahlenproblem. Es vergeht ja wirklich kein Tag, an dem man nicht in irgendeiner Zeitung oder Zeitschrift freundlich darauf hingewiesen wird, dass gegenwärtig der Anteil der über 60-Jährigen etwa 25 % beträgt und bis zum Jahre 2030 auf 30 und mehr Prozent steigen wird, so dass also praktisch jede in Arbeit stehende Person einen Alten miterhalten muss.

Wenn man über solche Hiobsbotschaften nicht einfach nur wegliest, entweder, weil man denkt, ach was, Zahlenspielerei, irgendwie wird das schon gehen, wie es halt immer gegangen ist oder sich damit tröstet, dass man dann sowieso nicht mehr am Leben sein wird und das Problem andere zu lösen haben werden, sondern sich einmal ein paar Minuten Zeit nimmt, über diese Zahlen nachzudenken, da erfasst einen doch ein gelindes Gruseln, um das Mindeste zu sagen. Und zwar aus mehrerlei Gründen.

Erstens muss man ja damit rechnen, dass diese relativ kleine im Erwerbsleben stehende und die Abgaben, Steuern und dergleichen aufbringende Menschengruppe ja nicht nur für die Renten und Versorgungsbezüge der unverhältnismäßig großen Gruppe der nicht mehr oder noch nicht Arbeitenden geradestehen muss, sondern darüber hinaus ja auch für die gewaltige Summe, die benötigt werden wird, um diejenigen zu unterhalten, die Pflege und Versorgung von eben diesen Bezügen nicht selbst finanzieren können – das allein schon eine beängstigende Vorstellung und schier unlösbare Aufgabe. Und ich fürchte, dass der alte schöne Spruch: „Kommt Zeit, kommt Rat" hier wenig hilfreich sein wird.

Aber dieser finanzielle Aspekt ist ja sowieso nur eine Seite der Medaille. Die andere und möglicherweise noch gravierendere ist die Frage, wie rein arbeitskräftemäßig diese Aufgabe überhaupt bewältigt werden kann. Wer – bitteschön – soll denn alle diese alten Menschen betreuen und pflegen? Vielleicht haben Sie auch schon irgendwo von der 4:2:1- Konstellation z. B. in Japan gelesen, was soviel heißt, als dass die Durchschnittsfamilie aus 4 Großeltern, 2 Eltern und 1 Kind besteht. Nun, sehr viel günstiger wird es wohl bei uns auch nicht aussehen.

Und diese zu erwartenden pflegebedürftigen Alten müssen sich nun auch noch mit der großen Anzahl Schwer- und Schwerstbehinderter – auch dieser Personenkreis durch sorgfältige Förderung und ärztliche Betreuung ständig im Anwachsen begriffen – in die bestimmt nicht größer werdende Zahl von Menschen in Pflegeberufen teilen. Wenn man erfährt, dass für 3 Schwer- bis Schwerstbehinderte, körperlich oder geistig oder beides, zwei Pflegekräfte meistens rund um die Uhr benötigt werden, kann man sich den enormen Bedarf an Arbeitskräften allein für dieses Feld vorstellen.

Und dabei haben wir bei unseren Betrachtungen einen Aspekt noch gar nicht berücksichtigt: nämlich den dramatischen Geburtenrückgang, den man in den westlichen Industriestaaten beobachten kann. Antibabypille und Frauenemanzipation haben es zuwege gebracht, dass die einstmals natürlichste Sache der Welt, nämlich Kinder zu kriegen und sich fortzupflanzen,

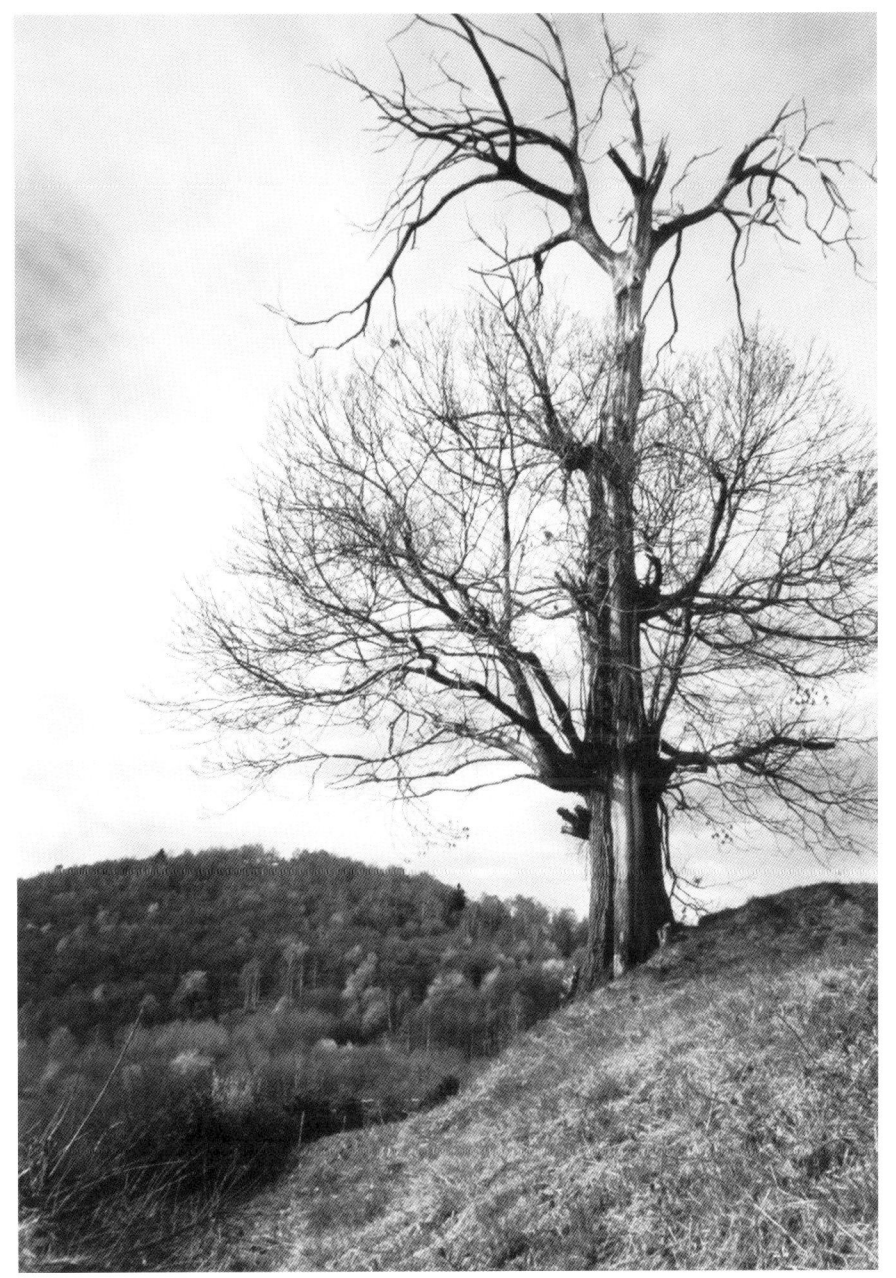

zu einem Auslaufmodell geworden ist und es den meisten jungen Paaren genügt – wenn überhaupt – ein Kind zu haben, um ihr Bedürfnis nach Familie abzudecken.

Der Vergleich der im Jahre 2030 im Erwerbsleben stehenden Personen mit der Zahl der 60- bis 80-Jährigen lässt einem wahrhaft die Haare zu Berge stehen, denn die, die zu diesem Zeitpunkt die ganze Last werden tragen müssen, sind heute schon da, liegen im Kinderwagen oder gehen in den Kindergarten oder sind im ersten Schuljahr. Daran ist nichts mehr zu reparieren. Und wenn man fortfährt, das Kinderhaben in den Medien mit einem vorwiegend negativen Image zu verbinden, ist auch in der nächsten Zukunft mit keinem Wandel in der Einstellung zu rechnen.

Wenn man ein neues Automodell auf den Markt bringen will, schreibt man ja auch nicht, dass es zwar schön und wünschenswert wäre, es zu besitzen, dass es aber zu teuer wäre, ungünstig im Spritverbrauch, mit nur mäßiger Straßenlage und schlechten Wiederverkaufsaussichten.

Wie kann man also erwarten, dass junge Paare das Modell „größere Familie" wählen, wenn sie täglich in der Zeitung lesen, dass Kinder das größte Armutsrisiko darstellen, dass Kinderbetreuungseinrichtungen nicht ausreichend vorhanden sind, dass sich die Rentenaussichten und damit die Altersversorgung von Kinderbesitzern dramatisch verschlechtern und dass „dieses unser Land" ein kinderfeindliches Klima hätte.

Nach jahrelangem Zuwarten und Schönreden haben jetzt – offenbar aufgeschreckt durch die neuesten Zahlen – die Regierungen begriffen, dass akuter Handlungsbedarf besteht und die verschiedensten Gruppierungen und Parteien überbieten sich in Reformplänen und Lösungsvorschlägen, die aber, soweit man das bis jetzt beurteilen kann, höchstens mittelfristig Erleichterungen versprechen.

Müssen wir also gebannt und hilflos wie das sprichwörtliche Kaninchen vor der Schlange unser Schicksal erwarten oder haben wir irgendeine Chance, daran etwas zu ändern und vielleicht noch halbwegs ungeschoren davonzukommen?

II. Jeder kann etwas tun

Ich habe natürlich genauso wenig wie jeder andere eine Idee, wie das einmal funktionieren soll, aber eine Vorstellung habe ich auf der anderen Seite doch und eine Meinung zu diesen geballten Problemen. Man muss zunächst einmal davon ausgehen, dass es hier wie bei allen anderen komplexen Problemen unserer Zeit: Umweltschutz, Klimaveränderungen, Raubbau an den Ressourcen und vor allem dem rasanten Wachstum der Weltbevölkerung natürlich keine Patentlösungen gibt. Was es aber gibt und was am ehesten geeignet ist, etwas zu bessern, etwas zu ändern, etwas zu verlangsamen – das ist zuerst und immer wieder die Anstrengung jedes Einzelnen, und dafür möchte ich Ihnen ein Beispiel nennen.

Gelegentlich hört man heutzutage noch etwas von den „Trümmerfrauen", die nach dem letzten schrecklichen Krieg die ersten waren, die etwas für den Wiederanfang, den Wiederaufbau taten.

In den zerstörten Städten und außerhalb fehlten damals jegliche Transportmittel, jegliches Material, jegliche Kommunikationsmöglichkeit, es sah trostlos und nach einer in Generationen nicht zu lösenden Aufgabe aus. Wer einmal ein Foto einer zerstörten Stadt gesehen hat, so

wie z. B. Dresden oder Würzburg, wird wissen, wovon ich spreche.

Aber was machten diese Frauen in diesen entsetzlichen hoffnungslosen Trümmerlandschaften? Sie banden sich ein Tuch um den Kopf, gingen auf die Straße oder was davon noch übrig war und fingen an, aus den Schuttbergen einzelne Ziegelsteine, die noch ganz schienen, herauszuklauben und ordentlich aufzuschichten. Und solche Steine, an denen noch Bruchstücke hingen, beklopften sie so lange, bis sie gerade waren, und wenn sie keinen Hammer hatten, nahmen sie dazu einen Stein.

Das Ende des Krieges sah die Männer gelähmt, ohne jeden Lebenswillen, apathisch und geschlagen, aber die Frauen, die schon immer dem Leben viel näher waren, wussten: Wenn sie bis zum Winter ein Dach über dem Kopf haben wollten für sich und ihre Familien, dann würden sie Baumaterial brauchen und dieses war das einzige, was zur Verfügung stand. Ich kann mich noch gut an diese Zeit erinnern.

Niemand hatte das diesen Frauen aufgetragen, es gab zu Anfang niemanden, der etwas auftragen konnte, und wem auch, gab es doch keine Anschriften mehr, keine Straßen und überhaupt keine Übersicht, wo und wie Menschen wohnten und untergekommen waren. Und die Militärbehörden hatten zunächst andere Sorgen. Aber die Frauen wollten nicht einfach ihr Unglück beklagen, sie wollten etwas dagegen tun.

Es waren Einzelne, die aus eigenem Antrieb diese Sisyphusarbeit begannen und mit ihrem Beispiel schließlich andere und auch die müden und desillusionierten Männer, die Heimkehrer, zum Mitmachen brachten und so nach und nach auch wieder zum Organisieren und Rationalisieren dieser Arbeit mit einfachsten Mitteln. Und das schier Unlösbare wurde gelöst. Kein verordnetes „Programm" hätte das in dieser Zeit oder überhaupt zuwege gebracht. Es war der freie Entschluss des/der Einzelnen, der – das feste Ziel vor Augen – das Wunder vollbracht hat.

So meine ich, bietet sich auch in der zuvor geschilderten scheinbar aussichtslosen Lage für jeden Einzelnen die Möglichkeit, etwas zu tun. Wenn wir auf eine Regelung und Weisung „von oben" warten, werden wir zu spät dran sein, und der Erfolg wird fraglich sein. Wenn wir selber etwas tun, wird es ein winziger Schritt zu einer Lösung sein, ein winziger Erfolg, aber der wird uns sicher sein.

Was also sollten wir tun, was könnten wir tun? Nun, es wäre mit Sicherheit schon etwas erreicht, wenn jeder Einzelne versuchen würde, so lange wie möglich ein selbständiges Leben zu führen, so spät wie möglich und so wenig wie möglich Hilfe in Anspruch nehmen zu müssen.

Ja, haben wir denn darauf überhaupt einen Einfluss? Ist es nicht das dem Einzelnen zugemessene Schicksal, so oder so alt zu werden, dieses oder jenes Leiden zu haben, zu dieser oder spätestens jener Zeit „hilfsbedürftig" zu werden? „Jein" möchte ich da antworten, wir haben natürlich Veranlagungen, Lebensumstände, Zu- und Unfälle, gegen die wir mehr oder weniger machtlos sind, aber wir haben auch und nicht wenige Möglichkeiten, etwas dazu beizutragen, dass wir möglichst lange mobil bleiben, Möglichkeiten, die wir nutzen können, die wir nutzen müssen! Und dieser Nutzen würde auf mehreren Ebenen wirksam werden:

1. Gesunde und arbeitsfähige Senioren könnten die Lücken füllen, die durch fehlende jüngere Arbeitskräfte entstehen werden.

2. Gesunde und mobile Senioren könnten für sich selber sorgen und würden kein Pflegepersonal benötigen, und

3. last but not least: Gesunde und mobile Senioren würden den Kranken- und Pflegekassen und damit der Allgemeinheit sehr viel Geld sparen.

Wenn Ihnen meine Argumente nicht einleuchten, so leuchten Ihnen vielleicht Zahlen ein: Stellen Sie sich einmal in Geldwert die Summe vor, die dem Staat, d. h. den Steuerzahlern, d. h. uns und unseren Nachkommen, erspart bleiben würde, wenn jeder Einzelne durch vernünftige und überlegte Lebensweise nur ein Jahr oder auch nur ein halbes Jahr später hilfsbedürftig, pflegebedürftig, unterhaltsbedürftig würde, als es bei unüberlegter und unvernünftiger Lebensweise der Fall wäre. Da kommen schnell Milliardenbeträge zusammen!

Das ist nicht zu beweisen, könnten Sie antworten, aber im Interesse unserer Kinder und Kindeskinder, die alle diese Lasten werden tragen und diese Suppe werden auslöffeln müssen – nicht wir, die wir vielleicht schon jetzt zu den Betroffenen gehören –, sondern sie, die selbst am allerwenigsten dazu beitragen können, das Problem in den Griff zu bekommen, für sie sind wir aufgerufen, jeden Versuch zu unternehmen, den wir billigerweise unternehmen können und müssen, zumal er nur mit geringer Anstrengung und keinerlei finanziellen Opfern verbunden ist.

Es ist nicht an der Zeit, erst Untersuchungen und Beweise zu verlangen und dann anzufangen (wie es z. B. im Umweltschutz zu unser aller Schaden laufend gehandhabt wird), sondern es ist an der Zeit, jetzt und heute Ernst zu machen mit einem solchen Plan und Entschluss und anzufangen, die möglichen Änderungen in unserer Lebensweise zu bedenken mit dem Ziel, alt zu werden und mobil zu bleiben. Ich werde im Folgenden versuchen, Ihnen ein paar Anregungen dazu zu geben.

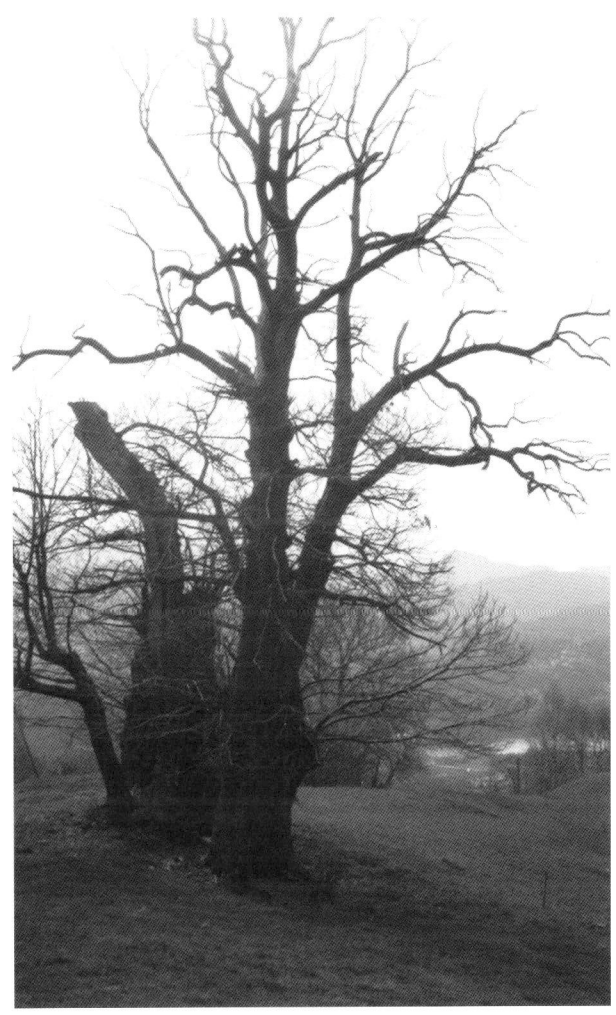

III. Ihre Einstellung entscheidet

Zunächst habe ich dargelegt, wie immens wichtig ein solches Vorhaben für uns alle, für das Gemeinwesen, die Solidargemeinschaft, für künftige Generationen sein könnte, jetzt möchte ich Sie darauf hinweisen, was ein solcher Plan, ein solches Ziel für jeden Einzelnen bedeutet.

Vor dem Alter hat ja fast jeder eine mehr oder weniger eingestandene Angst. Man wird alt. Das steht fest, aber was bedeutet das praktisch? Zuerst bemerkt man es natürlich am äußeren Erscheinungsbild. Man bekommt Falten, die Haut wird schrumpelig, wird knitterig, bekommt Flecke, die ja zu Recht den wenig schönen Namen „Altersflecke" tragen. Die Haare werden grau und weiß, sie gehen aus, bei Männern rutscht der Haaransatz immer weiter zurück, bei den Frauen schimmert die Kopfhaut durch, jeden Morgen betrachtet man mit Sorge die ausgekämmten Haare im Kamm. Die Nägel werden rillig und brechen und erst die Zähne! Ein Kapitel für sich! Und wenn man an die Figur denkt, ist auch kein Grund zum Jubeln. Die Taille verschwindet allmählich, die Wirbelkörper drücken aufeinander, die Wirbelsäule sackt zusammen, der Brustkorb scheint sich auf die Hüftknochen zu senken und zu stützen, man wird so nach und nach um Zentimeter kleiner, kann noch froh sein, wenn der Bauch sich nicht ungebührlich nach vorn wölbt und man von dem verschont bleibt, was die Amerikaner so nett „spare tire" (Ersatzreifen) nennen, also so eine Fettwulst, die einen in Bauchhöhe umgibt.

Das ist das Äußerliche! Und innen? Mal muckert das Herz, mal drückt der Magen, mal macht die Verdauung nicht mit oder der Kopf lässt nach, man vergisst Namen, verlegt Dinge, verwechselt Zeit und Ort. Kein Wunder, dass man vor diesen und sehr viel mehr Einbußen und Schwierigkeiten Angst hat. Und je schöner ein Mensch war, je besser die Figur, je temperamentvoller und unternehmungslustiger, desto einschneidender wird er die Veränderungen empfinden.

Aber muss es wirklich so weit kommen, muss es wirklich so ungünstig für uns laufen? Auf vieles hat man keinen oder nur geringen Einfluss, das haben wir schon festgestellt, aber auf manches einen erheblichen und dass das so ist, beweisen uns viele gutaussehende, geistig rege, körperlich vitale alte Menschen: Es gibt ein Altsein, das von dieser Schreckensvision weit entfernt ist und bei einiger Bemühung von vielen erreicht werden kann. Während ich das schreibe, muß ich richtig schmunzeln, denke ich doch gerade an eines meiner Ideale und Leitbilder: an den Bergführer Ulrich Inderbinen aus Zermatt, der mir im Alter von 96 Jahren eine nette Karte schrieb, auf der einen Seite sein Abbild in voller Bergsteigermontur, auf einem Felsen auf der Findelalp sitzend, braungebrannt und munter aus listigen und lustigen Lebensfalten auf den Beschauer guckend und auf der Rückseite der bezeichnende Gruß: Bleiben Sie gesund und munter, bis dass die Welt geht unter! Wenn man da an die stereotypen und fast schon beschwörenden Wünsche „vor allem für die Gesundheit" denkt, mit denen heutzutage fast jeder Brief und jede Karte endet, sieht man den Unterschied in der Lebensbetrachtung.

Auf solche Menschen müssen wir schauen, an ihnen müssen wir maßnehmen. Ulrich Inderbinen hat seinen Beruf bis ins hohe Alter ausgeübt. Er galt als ältester aktiver Bergführer der Welt und konnte 1995 sein 70-jähriges Bergführerjubiläum feiern. Er ist im Jahre 2004 kurz vor Erreichung seines 104. Geburtstages gestorben.

Er ist auch ein gutes Beispiel für mein Credo: im Alter mit nichts aufzuhören, was einem Freude macht, wenn nicht ein zwingender Grund dafür da ist. Und Alter allein ist eben kein Grund. Einfach weitermachen, als wenn die Geburtstage einen nicht viel angingen – feiern soll man sie nach Kräften und hat ja auch allen Grund dazu, wenn man sie in guter Verfassung erreicht, aber Wegmarken, um irgendetwas zu ändern, sollen sie nicht sein.

Es geht also darum, möglichst lange „mobil" zu bleiben, in erster Linie natürlich in unserem ureigensten Interesse, aber, wie ich vorher ausgeführt habe, letztendlich zu unser aller Wohl.

IV. Bewegung erhält beweglich

Was bedeutet das nun im Einzelnen, wenn wir sagen: Wir wollen mobil bleiben! und wie können wir unser angepeiltes Ziel erreichen? „Mobil" – das ist ja ein ganz allgemeiner Ausdruck, wir schauen schnell mal ins Lexikon und finden da die Erklärung: In Bewegung, beweglich, rüstig ... Damit sind wir auch schon beim Kern des Problems angelangt: Wir müssen versuchen, beweglich zu bleiben und zwar auf allen Ebenen, d. h. vor allem natürlich körperlich beweglich, genauso wichtig geistig beweglich und schließlich – und mit diesen beiden

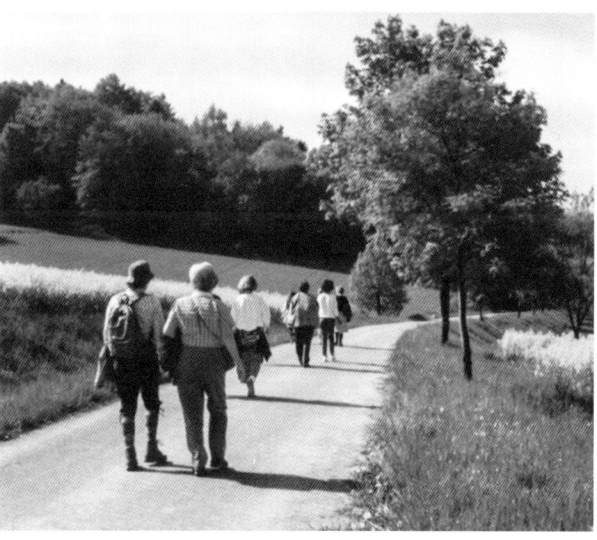

ersten Punkten untrennbar verbunden – beweglich in unserem Lebensumkreis und der Welt durch die Nutzung und Benutzung aller denkbaren Verkehrsmittel.

Fangen wir einmal mit der körperlichen Beweglichkeit an. Sie zu erhalten gibt es wirklich kein besseres Mittel als sich zu bewegen. Das klingt so simpel, dass man eine solche Feststellung fast schon für töricht halten könnte, und doch ist es so. Was ich damit meine ist, dass nicht die ein – oder zweimal die Woche betriebene intensive sportliche Betätigung wie etwa Jogging oder Tennis oder Schwimmen die optimale Beweglichkeit sichert, sondern die gleichmäßigen und ständigen Bewegungsabläufe, wie sie etwa die Erledigung unserer täglichen Pflichten, die Gestaltung unserer Freizeit und Ferien und natürlich auch die vollständige Nutzung unserer sportlichen Möglichkeiten darstellt.

Also noch einmal: Je mehr man sich bewegt, desto beweglicher bleibt man. Das ist eine Binsenweisheit, für die es viele gute Beispiele gibt. Sie sind sicher Autofahrer/in und legen mehr oder weniger täglich Ihren Sicherheitsgurt an. Das macht nicht die geringsten Schwierigkeiten, denn Sie machen es ja täglich. Aber wenn Sie gelegentlich einmal als Beifahrer in einem Auto mitfahren, werden Sie überrascht sein, wie relativ mühsam es ist, sich auf dieser Seite anzuschnallen, Sie machen es eben nicht täglich. Ein anderes Beispiel: Sie müssen beim Rückwärtseinparken über Ihre rechte Schulter schauen und das geht gottlob noch ganz gut. Aber schauen Sie mal über Ihre linke Schulter – nicht im Auto, sondern vielleicht vor Ihrem Badezimmerspiegel, da werden Sie sehen, dass es da einen kleinen Unterschied gibt: diese Bewegung wurde eben nie abverlangt und geübt, und nach einer Weile ist die Beweglichkeit weg und kann auch mit großem Fleiß kaum wiederhergestellt werden.

Aber vielleicht haben Sie schon seit Jahr und Tag mit Ihren Halswirbeln Probleme und Ihr Orthopäde hat Ihnen ein Büchlein in die Hand gedrückt, in dem die Übungen beschrieben sind, die Sie täglich machen müssen, und Sie machen sie tatsächlich täglich und können Ihren Kopf links und rechts gleich weit drehen, dann sind Sie ein Riese an Disziplin und Charakter, und ich ziehe meinen Hut vor Ihnen in Bewunderung, denn ganz so perfekt bin ich leider nicht!

Sie zweifeln noch? Gut, dann ein anderes Beispiel: Sie brechen sich den Arm, egal wo, und ein oder mehrere Gelenke müssen eingegipst werden – wenn der Gips entfernt ist, dauert es

Wochen und viel Mühe, bis die alte Beweglichkeit des Gelenkes wiederhergestellt ist. Bleibt der Gips aus irgendeinem Grunde besonders lange dran und die Ruhigstellung dauert Wochen, so ist – besonders im fortgeschrittenen Alter – mit dauernden Einschränkungen zu rechnen, nicht, weil das Gelenk beschädigt gewesen wäre, sondern nur, weil es nicht die Möglichkeit der ständigen Bewegung hatte.

Wir müssen uns also, um beweglich zu bleiben, so viel wie möglich bewegen und zwar eben alle Glieder und wenn möglich auf die unterschiedlichste Weise, denn die Wiederholung der immer gleichen Bewegung, vielleicht noch in Verbindung mit einer gewissen Kraftanstrengung, kann schon unerwünschte Resultate zeitigen wie z. B. beim Tennisspielen der bekannte „Tennisarm", aber auch bei berufsbedingten Tätigkeiten (z. B. bei Bildschirmarbeit mit der Tastatur) oder diversen Hobbys (z. B. beim Stricken) kommt es dann zuweilen zu allen möglichen Beschwerden wie z. B. Sehnenscheidenentzündungen.

Vielleicht fangen wir mit etwas ganz Einfachem an und beobachten uns einmal ganz bewusst bei unseren täglichen Verrichtungen: dem Aufstehen, Hinsetzen, Bücken, Treppensteigen und all den vielen Bewegungen, die sowohl im Haus und Garten als auch beim Gehen und

Fahren außerhalb des häuslichen Umfeldes erforderlich sind.

Versuchen wir, uns fließend, gleichmäßig, harmonisch, ohne Anstrengung zu bewegen, etwa so, wie es bei bestimmten Formen rhythmischer Gymnastik am idealsten geschieht. Nicht jedem liegt natürlich rhythmische Gymnastik, aber man kann auch im täglichen Leben etwas auf die Harmonie seiner Bewegungen achten. Manchmal beobachte ich Menschen bei diesen alltäglichen Bewegungen und sehe, wie mühsam sie vielen zu sein scheinen, die von Alter und Aussehen her eigentlich durchschnittlich gesund und fit erscheinen. Wenn sie die Füße heben, ist es, als wenn sie sie aus einem Sumpf ziehen müssten, wenn sie gehen, scheinen sich die Sohlen nicht vom Boden lösen zu können, wenn sie aus dem Sitzen aufstehen, ist es, als wenn das ein ungeheurer Kraftakt wäre und sie nicht die zu diesem Zweck vorhandenen Muskeln zur Verfügung hätten.

Ich glaube aber, dass, wenn man sich gern bewegt und sich vorstellt, wie leicht es geht und wie schön es ist, sich bewegen zu können, die Bewegungen von allein leichter und harmonischer werden.

Auf was könnten wir außerdem achten? Generell kann man sagen, dass man mehr gehen als stehen oder sitzen sollte und z. B. die Mittagsruhe eher liegend als sitzend absolvieren oder zumindest die Beine hochlegen sollte. Hausfrauen, aber auch manchen anderen Berufsarten wie z. B. Bügler/innen oder Verkäufer/innen wird immer wieder empfohlen, sich bei der Arbeit wenn möglich zu setzen, denn das ist definitiv besser als Stehen, wenn auch das Sitzen an sich auch nicht über längere Zeitspannen zu empfehlen ist, und falls Tätigkeiten nicht anders ausgeübt werden können, zumindest immer einmal durch einen kurzen Rundgang unterbrochen werden sollten.

Zuweilen liest man, dass es gesünder und physiologisch richtiger wäre, auf dem Boden statt auf dem Stuhl zu sitzen. Probieren Sie es einmal aus, es ist wirklich ein enormer Unterschied. Ihr Zimmer, Ihre Wohnung erscheint aus dieser Perspektive ganz neu und unerwartet, ja, es kommen einem zuweilen ganz neue Einfälle, die Einrichtung betreffend. Sollte man nicht in diese Ecke ein großes Kissen legen, wo man sich hinten so schön an den Schrank anlehnen kann, und wäre es nicht gemütlich, sich irgendein Musikgerät auf die Erde zu stellen und die CDs um sich herum auf dem Boden auszubreiten, um in Ruhe seine Wahl zu treffen? Zünden Sie noch ein paar Kerzen an und stellen Sie ein Glas handlich neben sich, Sie werden sehen, Sie fühlen sich wie zwanzig! Und wird die Lage unbequem, weil Sie ja eben noch nicht so recht daran gewöhnt sind, dann arrangieren Sie Ihre Beine eben ein bisschen anders und probieren neue Sitzmöglichkeiten aus. Es muss ja nicht gerade der perfekte Lotussitz sein! Dazu ein Tipp: mit Röcken und Hosen geht das nicht, es müssen einfach Leggings oder Jogginghosen sein.

Ein Kleinkind hält sich größtenteils auf dem Boden auf, zuweilen sitzt es aufrecht, beugt sich dann wie ein Taschenmesser ganz weit vor, um die interessanten Zehen, die da vorn herumwackeln, greifen zu können, fällt dabei um, bekommt diese Zehen endlich zu fassen, zieht sie zum Mund, um einmal daran zu schlecken und wälzt sich auf den Bauch – es hat also überhaupt keine Bewegungsprobleme, es kann buchstäblich alles, sogar sein Köpfchen fast um 90 Grad nach hinten drehen, um zu sehen, wo die Mama wieder hinläuft.

Wir sind natürlich nicht so gut dran, sitzen wie gesagt gewöhnlich nicht auf der Erde und kommen daher gar nicht in Verlegenheit, uns aus Freude an der Bewegung nach vorn zu legen, bis wir fast auf den Beinen aufliegen und zum Spaß einmal die Zehen bis zum Mund zu ziehen, was ja in fortgeschrittenem Alter sowieso nicht

angebracht wäre. Diese Art von Beweglichkeit büßen wir also sehr schnell und bis zu einem hohen Grade ein und müssen erst später wieder mit Hilfe von Sport und Gymnastik versuchen, einen Teil zurückzuerobern. (Und wie schwierig das oft schon bei Kindern ist, kann man in Schwimmbädern beobachten, wenn so ein überfüttertes kleines Mädchen oder Bub x-beinig und plattfüßig an einem vorbeitrabt).

Ich weiß nicht, wie es Ihnen geht, aber ich war wohl schon immer ein sehr bewegungsbewusster Mensch. Während sich viele Menschen des ungeheuren Wertes einer ungehinderten Bewegung eines Körpergliedes wahrscheinlich erst dann bewusst werden, wenn durch Krankheit oder Unfall diese Bewegung eingeschränkt oder nicht mehr möglich ist, hatte ich schon sehr zeitig ein klares Bewusstsein von dem großen Glück, die vielen Sehnen, Muskeln, Gelenke mit ihren Gefäßen und Nerven und was da noch alles kunstvoll in so einem Menschenkörper zusammenkomponiert und zusammengehalten wird, so leicht und mühelos arbeiten zu sehen und wahrzunehmen, was für ein Wunderwerk das ist und wie lautlos und perfekt es funktioniert!

Wir hatten vor fast 40 Jahren unser Haus hoch oben über einer Straße gebaut und mussten wohl 20 Jahre auf eine Erschließung warten.

Der Zugang zum Haus erfolgte über 120 flache Betonplatten, die stufenförmig am Rande einer Wiese zum Haus hinaufführten. Hinauf war es oft mühsam, besonders wenn man mit Einkäufen beladen war. Aber bergab! Was für ein wunderbares Gefühl, in großen Sprüngen, möglichst auf dicken weichen Gummisohlen da herunterzuspringen – und ein Kind war ich da schon lange nicht mehr!

Genauso empfinde ich es jeden Morgen, wenn ich aufwache, als ein exquisites Vergnügen, mich ganz lang zu machen, die Beine auszustrecken und zu bewegen, die Fußgelenke und die Zehen in alle nur möglichen Richtungen kreisen zu lassen und mich dann wie eine behagliche Katze einzurollen und mal hier mal da einen Muskel anzuspannen und zu lockern!

Ich kann eine solche Aufwachtechnik nur empfehlen, außerdem soll sie sehr gesund sein!

So viel zunächst einmal über das Thema allgemeine Beweglichkeit und wie man dieselbe erreicht: ganz einfach durch Bewegung eben. Was aber ist, wenn alle diese Bewegungen wirklich nur mühsam und unter Schmerzen ausgeführt werden können? Nun, Sie werden sicher Ihren Arzt nach der Ursache befragt haben und werden erfahren haben, dass bei Erkrankungen des Bewegungsapparates in sehr vielen Fäl-len der ärztliche Rat lauten wird: bewegen und immer wieder bewegen, auch wenn es schmerzt.

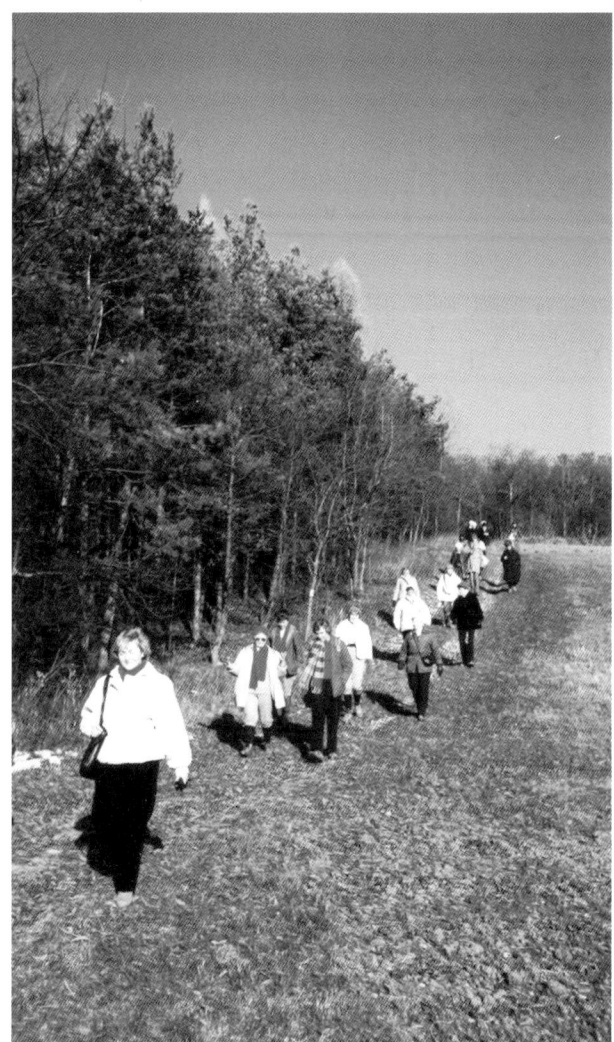

V. Senioren fahren Auto

Wir wollen möglichst lange mobil bleiben, haben wir uns vorgenommen und haben uns zunächst mit dem ganz normalen alltäglichen Leben und den Bewegungsmöglichkeiten befasst, die es uns bietet. Wir haben festgestellt, dass die Grundlage unseres Wohlbefindens und aller weiteren Aktivitäten die Beweglichkeit ist, die wir bei den täglichen Verrichtungen üben können und die auf der anderen Seite diese täglichen Aufgaben erleichtert. Wenn man die drei genannten Aspekte: physische, psychische und allgemeine Mobilität nacheinander eingehend behandeln will, fragt man sich, in welcher Reihenfolge das geschehen müsste und welchem Aspekt wohl die größte Bedeutung zukommt. Das ist schwer zu entscheiden, denn tatsächlich sind alle drei so eng mit einander verknüpft und voneinander abhängig, dass man sie fast wie ein Chirurg voneinander trennen muss, um sie einzeln betrachten zu können.

Zunächst einmal die rein verkehrstechnische Teilnahme am öffentlichen Leben, d. h. das Auto als Transportmittel, das Fahrrad, die öffentlichen Verkehrsmittel einschließlich der bei Reisen üblichen Transportmöglichkeiten wie Bahn, Busse oder Flugzeuge.

Die Benutzung aller dieser Transportmittel sichert uns eine größtmögliche Mobilität innerhalb des alltäglichen Lebens. Darauf werden wir noch im Einzelnen zu sprechen kommen.

Der zweite und noch wichtigere Aspekt wäre die psychische Beweglichkeit. Sie steht nicht etwa gesondert da und muss für sich betrachtet werden, sondern ist ein überaus wichtiger Bestandteil unseres günstigen Alterungsverlaufs und wir können gerade ihr nicht früh genug unsere vollkommene Aufmerksamkeit schenken.

Und der dritte Punkt, der natürlich ein besonders breites Feld einnimmt, ist die physische Mobilität, die wir – über die schon beschriebene „Beweglichkeit" hinaus – auf vielfältige Weise erhalten und fördern können und auf deren Schultern sozusagen wir unsere Hoffnung auf ein langes selbständiges Leben und ein glückliches und selbstbestimmtes Altern aufbauen.

Beginnen wir also einmal mit der, nennen wir es einmal: verkehrstechnischen Mobilität. Sie stellt von den genannten drei Aspekten das am klarsten umrissene Thema dar.

Ich gehe einmal davon aus, dass heutzutage auch unter den älteren Menschen die überwiegende Mehrzahl rechtzeitig den Führerschein gemacht hat und sich in das unübersehbare Heer der Autofahrer eingereiht hat. Sie sind ein Leben lang Auto gefahren, und zwar mehr oder weniger häufig. Jetzt, im Ruhestand, wo berufliche Fahrten wegfallen oder im Haushalt die zahlreichen Transporte heranwachsender Kinder, werden die Fahrten seltener. Lebt man in einer Ehe oder Partnerschaft, übernehmen bei gemeinsamen Fahrten zumeist die Männer das Steuer und die Frauen verlieren etwas an Fahrpraxis. Das wiederum lässt sie dankbar zugreifen, wenn sich eine Mitfahrgelegenheit bietet und die Unternehmungslust und das Vertrauen in die eigene Leistungsfähigkeit sinkt. Es ist ja tatsächlich so, dass die Teilnahme am Verkehr insbesondere auf Autobahnen mit den dort gefahrenen hohen Geschwindigkeiten ein Höchstmaß an Konzentration und Ausdauer verlangt und genau wie jede andere Tätigkeit immer wieder „geübt" werden muss, um automatisch zu funktionieren.

Hat man zu selten Gelegenheit zu einer solchen Fahrt – und das gilt natürlich auch für Männer –, kann sehr bald der Zeitpunkt kommen, wo man anfängt, sich regelrecht davor zu fürchten. Dann kommen noch gute Ratschläge von den verschiedensten Seiten, ja nicht zu lange an dem gefährlichen Verkehr teilzunehmen, rechtzeitig den Führerschein abzugeben u. a. m.

Dazu möchte ich sagen: Lassen Sie sich um Gottes willen nicht ins Bockshorn jagen! Natürlich hört man auf zu fahren, wenn man auch mit einer starken Brille die Ausfahrtschilder nicht mehr klar lesen kann oder ständig starke Medikamente nehmen muss, die die Reaktionsfähigkeit einschränken. Darüber hinaus gibt es sicher eine Reihe von anderen Gründen, die einen solchen Verzicht geraten erscheinen lassen.

Wenn aber all das nicht vorliegt und Sie sich einer normalen Gesundheit erfreuen und vielleicht 70, 75 oder meinetwegen auch 80 Jahre alt sein sollten, sehe ich keinen Grund, warum Sie nicht fahren sollten. Sie müssen lediglich darauf achten, dass Sie eine entsprechend gute Brille tragen und sich an dem betreffenden Tage nicht irgendwie eingeschränkt fühlen – vielleicht wegen wetterbedingter Kopfschmerzen oder Kreislaufproblemen. Mein Rat ist im Gegenteil: Fahren Sie häufig, so dass Ihre Routine keinen Schaden erleidet! Es muss ja nicht gerade nachts sein (bekanntlich lässt die Nachtsichtigkeit im Alter stark nach). Fahren Sie auf bekannten Strecken, fahren Sie auf schönen Landstraßen, fahren Sie an Stellen, wo es keine Parkprobleme gibt und Sie Ihr Auto einfach abstellen können, so wie es in den „guten alten Zeiten" einmal üblich war. Geben Sie nicht ohne Not dieses Stück Freiheit auf, das Sie unabhängig macht vom Wetter und guten Freunden und fremder Hilfe! Fahren Sie bewusst, passen Sie besonders gut auf und genießen Sie es! Genießen Sie das schöne Gefühl, unterwegs zu sein, dazuzugehören, zu den Aktiven zu gehören. Wie mühsam wird gleich vieles, wenn man nicht – nicht mehr Auto fährt! Ich kenne mehrere alte Menschen, die mit dem Laufen Mühe haben, aber mühelos Auto fahren können, wer hat die Stirn, ihnen dieses Recht abzusprechen, nur weil sie im Schnitt langsamer fahren als jüngere Autofahrer?

Und wo steht geschrieben, dass man nicht auch im Verkehr Rücksicht üben sollte, so wie es im täglichen Leben gegenüber Schwächeren z. B. Kindern oder Behinderten selbstverständlich ist – und Teilnahme am Verkehr ist heutzutage „tägliches Leben"!

In Diskussionen über dieses brisante Thema wird immer wieder das Argument vorgebracht, ältere Autofahrer führen zu zögerlich, veranlassten dadurch andere zu gewagten Überholmanövern und wären damit indirekt Verursacher von Unfällen. Dazu wäre zu sagen, dass bei unseren jetzt schon fast durchweg gut ausgebauten Straßen gerade ein langsam Fahrender spielend leicht zu überholen ist, wie man ja oft genug

beim Überholen landwirtschaftlicher Fahrzeuge, aber auch mancher kleinerer und überladener LKWs feststellen kann.

Zweitens versucht ein wirklich guter Fahrer niemals „gewagte Überholmanöver" und verursacht deshalb dadurch auch keine Unfälle, und drittens müsste man, wenn man diese Idee konsequent zu Ende denken wollte, auch auf Bundesstraßen und untergeordneten Straßen Mindestgeschwindigkeiten einführen und damit eine Unzahl von langsamen Verkehrsteilnehmern und Vehikeln ganz von unseren Straßen verbannen. Und dabei sind es doch oft gerade diese, die einem ein freundliches, ein menschliches Gefühl entlocken: Sind Sie noch nie an einem schönen Sommertag, vielleicht auch im Ausland, hinter einen Pferdekarren oder eine Schafherde geraten und haben Sie das nicht auch als ein liebenswürdiges Detail Ihres Ausfluges genossen?

Nein, einem so diskriminierenden Vorschlag muss man eine konsequente Absage erteilen. Auch die Idee, Leute über 65 Jahre müssten sich alle 2 Jahre einem Sehtest stellen, wie es mir kürzlich jemand als Kompromiss vorschlug, ist genauso abwegig. Ich stelle fest, dass auch unter jungen Leuten die überwiegende Mehrzahl Brillenträger ist, und wer garantiert mir denn, dass diese Gruppe ständig ihre Sehtüchtigkeit überprüfen lässt und die gerade für sie günstigste Brille trägt? Und noch aktueller: Wer garantiert mir denn, dass dieser oder jener Autofahrer nicht zufällig gerade ein Aufputschmittel genommen hat und „high" ist und welche Kontrollen sind denn da vorgesehen? Jemand, der gute Augen hat, aber Alkohol oder Drogen in riskanten Mengen konsumiert, ist doch ein viel größeres Risiko als ein älterer Fahrer, der mit einer starken Brille fahren muss, aber nüchtern ist!

Einer kürzlichen Pressenotiz entnahm ich, dass laut Untersuchung des bayerischen Innenministeriums ältere Leute „im vergangenen Jahr" an Verkehrsunfällen mit Personenschaden kaum beteiligt waren, der Anteil Junger an solchen Unfällen war mehr als doppelt so hoch. Interessant ist in diesem Zusammenhang auch eine Meldung des Statistischen Bundesamtes, die darauf hinweist, dass in dem betreffenden Zeitraum jeder zweite getötete Radfahrer und jeder dritte getötete Fußgänger älter als 65 Jahre war. Alte Leute sind also eher Opfer als Verursacher von Verkehrsunfällen, aber soll man ihnen deshalb verbieten, auf der Straße zu gehen oder Rad zu fahren? Es ist eine alte Leidenschaft der Deutschen, alles und jedes durch Bestimmungen regeln zu wollen und eine zeit-

typische Leidenschaft, alles ganz „gerecht" zu gestalten und anzuordnen. Dass da die „Gerechtigkeit" sehr schnell auf der Strecke bleibt, lässt sich an Dutzenden von Beispielen aus dem täglichen Leben belegen.

Wir sind im Gegenteil dazu aufgerufen, aktiv gegen die immer latent vorhandene Diskriminierung Älterer aufzustehen. Ein typisches Beispiel hat erst kürzlich in meiner näheren Umgebung Aufsehen erregt.

Eine 76-jährige mir persönlich bekannte Fahrerin hatte die Vorfahrt missachtet und einen geringen Blechschaden verursacht. Nach Auffassung eines Polizeibeamten hatte sie sich „auffällig" verhalten, sie sei angeschnallt hinter dem Lenkrad sitzen geblieben, habe keine Angaben zum Unfallhergang machen können und sich „in keinster Weise einsichtig gezeigt".

Das Landratsamt hatte die Fahrerlaubnis daraufhin eingezogen und eine Fahrprobe angeordnet. Dagegen klagte die Betroffene und gab an, seit Jahrzehnten Auto zu fahren, noch nie verkehrsstrafrechtlich in Erscheinung getreten zu sein und im Jahr ca. 20 000 km zurückzulegen. Das Gericht bestätigte die Einziehung der Fahrerlaubnis als rechtens. Dabei werteten die Richter in ihrer Begründung als „auffällig", dass die Fahrerin dem Polizeibeamten das Recht absprach, die Schuldfrage zu beurteilen. Es sei eine Erfahrungstatsache, so die Kammer, dass der menschliche Alterungsprozess regelmäßig zu einem Absinken der Leistungsfähigkeit führt, ohne dass die daraus resultierenden Defizite sich zwangsläufig in Verkehrsgefährdungen niederschlagen müssten. Wenn aber bestimmte Umstände auf das Vorhandensein solcher Mängel schließen lassen, müsse die Behörde zum Schutze der Allgemeinheit tätig werden.

Wie schön für uns alle! Aber haben Sie schon einmal von einem Jugendlichen gehört, der vorfahren musste, weil er einen Blechschaden verursacht hatte und zu dem aufnehmenden Polizeibeamten vielleicht geäußert hat: Das können Sie gar nicht beurteilen? So viel zu diesem Thema! Wenden wir uns nun wieder den gegebenen Tatsachen und dem zu, was wir beachten sollten.

Sorgen Sie zum Beispiel dafür, dass Sie ein bequemes Auto haben, ein Auto, in das Sie bequem einsteigen können – die teuersten sind so betrachtet durchaus nicht die besten – die tiefen Schalensitze „mit gutem seitlichen Halt", die man in Sportwagen, aber auch in der gehobenen Mittelklasse antrifft, stellen für mich z. B.

ein wahres Aussteigeproblem dar, besonders, wenn der Wagen nach der anderen Seite geneigt steht und man sich buchstäblich bergauf über das Hindernis wuchten muss! Da lobe ich mir doch die bescheidenen kleineren Mittelklassewagen, in denen man bequem gerade sitzt und von seiner keineswegs sportlich vertieften Position aus die Straße gut übersieht.

Auch eine Automatik erleichtert das Fahren. Wenn man einmal irgendeinen Schaden am Bein oder Fuß gehabt hat und trotzdem fahren musste, weiß man erst, wieviel Kraft doch für ein ganz normales Fahren, Gasgeben, Kuppeln und Bremsen aufgewendet werden muss, Kraft, die man vielleicht einmal nicht zur Verfügung hat und auch nicht zur Verfügung haben muss wenn man Automatik fährt.

Interessant ist in diesem Zusammenhang, dass verschiedene Automobilhersteller sich sogar mit der Konstruktion eines speziell für ältere Fahrer konzipierten Fahrzeugs beschäftigen, nicht zuletzt deshalb, weil die Letzteren sehr bald schon einen Großteil der Fahrer überhaupt ausmachen werden, also mit anderen Worten auch aus Marketing-Gründen.

In diesem Zusammenhang sind folgende Zahlen von Interesse: Laut Prognose Institut BD Forecast von Ferdinand Dudenhöffer in Leverkusen waren 2002 gerade mal 26 % der Neuwagenkäufer 60 Jahre und älter, aber schon 2015 rechnete man mit 34 %. Bei den Jungen entwickelt sich die Kurve genau umgekehrt: Der Anteil der 40- bis 49-Jährigen Neuwagenkäufer sinkt von 24 auf 20 %, bei den 30 bis 39-Jährigen gibt es einen Rückgang von 20 auf 16 % und die noch jüngeren Neuwagenkäufer werden nur noch mit 5 % dabei sein.

Vor Jahren hatte eine namhafte Automarke bereits mit der Entwicklung eines speziell auf Senioren abgestimmten Modells begonnen. Marktanalysen hatten aber für ein solches „Seniorenauto" keine größere Nachfrage ergeben, da bei dem herrschenden Jugendkult niemand Interesse hatte, sich durch den Kauf eines solches Vehikels als „Senior" zu outen. Vielmehr werden auch von älteren (und häufig finanziell beweglicheren) Autofahrern sportliche Autos bevorzugt, darunter auch BMW- und Mercedes-Modelle, die jedoch heute schon mit den von Älteren gewünschten modernen technischen Hilfen angeboten werden, wie z. B. Parksensoren, Kurvenlicht, bei dem die Scheinwerfer eine Kurve ausleuchten oder auch neue am Körper ausgerichtete Sitze.

Nützlich ist auch ein Einparkassistent, der im Vorbeifahren Parklücken vermisst und, falls er sie als groß genug einstuft, auf Wunsch das Fahrzeug automatisch in die optimale Parkposition manövriert.

Es gibt also wirklich ermutigende Anzeichen und Hersteller, die auf der Höhe der Zeit sind: Es geht nicht darum, die älteren Autofahrer von den Straßen zu vertreiben, sondern ihnen besonders geeignete Fahrzeuge anzubieten.

Zu Hause lassen würde ich das Auto aber – auch wenn ich noch so sicher fahre –, wenn ich eine mir nicht vertraute Großstadt besuchen will, denn die Anforderungen, die das Fahren in einer fremden Stadt bei dem üblichen dichten Verkehr an den Teilnehmer stellt, muss man sich wirklich nicht zumuten. Überhaupt empfiehlt es sich, wirklich weite Strecken mit der Bahn zurückzulegen und das schon aus ökologischen Gründen.

VI. Senioren unterwegs

Hat man aber keinen Führerschein oder musste man das Autofahren aus gesundheitlichen oder auch finanziellen Gründen aufgeben – es ist ja ein Riesenluxus, wenn man es nicht beruflich braucht, was sich die wenigsten klarmachen –, so kann und soll man auf das öffentliche Nahverkehrsnetz zurückgreifen oder, falls man eben und nicht gerade in der Stadtmitte wohnt, auf das Fahrrad.

Meine Mutter, in einem kleinen Orte lebend, benutzte dieses bis hoch in die achtzig, fiel das Radeln ihr doch wesentlich leichter als das Gehen, und öffentliche Verkehrsmittel sind gerade in kleineren Orten rar und sporadisch.

Bei Bussen und Bahnen werden in letzter Zeit vermehrt Niederflurwagen in Dienst gestellt, so dass Ein- und Aussteigen auch in höheren Lebensjahren und bei schon leicht ‚Kniegeschädigten‘ kein Problem darstellen sollte. Eine andere Frage ist die Erreichbarkeit solcher Verkehrsmittel. Ich könnte mir vorstellen, dass jemand ein Leben lang in einem hübschen Vorort gewohnt hat, bei dem nicht so sehr auf die gute Verkehrsanbindung geachtet worden war, weil man ja motorisiert war, und nun älter oder alt geworden und aus oben genannten Gründen ohne Auto, findet man sich plötzlich etwas vereinsamt wieder, denn so wie man nur unter Mühen in die Stadt hineinkommt, kommen die alten Freunde nur unter Mühen hinaus und die Folge ist Vereinsamung.

In einem solchen Fall sollte man nüchtern überlegen, was einem mehr wert ist: der vertraute Fleck, das möglicherweise zu groß gewordene Haus und der doch oft sehr anstrengende Garten oder die Nähe zu den verheirateten Kindern, einem alten Freund oder einer Freundin, Schwimmbad, Theater, Einkaufsstraßen u. a. m. und gegebenenfalls rechtzeitig einen Entschluss fassen und sich noch einmal verändern.

Von dem Rad als Transportmittel haben wir schon gesprochen. Etwas benachteiligt ist man da, wenn man in einer hügeligen Gegend lebt, denn auch mit Gangschaltung bleibt der Kraftaufwand in etwa der gleiche, Steigung mal Wegstrecke oder Treten pro cm Steigung oder wie auch immer man das physikalisch erklären mag – aber auf jeden Fall geht's auch mit Gangschaltung nicht von allein. Hilfe bringt das E-Fahrrad, das aber auch wegen der größeren Geschwindigkeit ein erhöhtes Gefahrenpotential beinhaltet.

Wichtig wäre hier auch ein Abstellraum zu ebener Erde, denn die Aussicht, das Rad bei jeder Benutzung über Stufen tragen zu müssen, lässt den Entschluss, es zu benutzen, verkümmern.

Was weitere Reisen anbetrifft, so bietet die Bahn heute wirklich alle Bequemlichkeiten, und die stark verkürzten Reisezeiten in den ICE-Zügen lassen auch große Entfernungen in erstaunlich kurzer Zeit und mit erfreulich wenig Anstrengung zurücklegen. Nutzt man Preisvorteile wie Bahncard und Sonderangebote, kann eine Bahnreise auch durchaus preisgünstig sein.

Darüber hinaus bietet die Bahn einen Gepäckservice, der gerade für Senioren besonders interessant ist: den DB Gepäckservice in Zusammenarbeit mit dem Dienstleister Hermes (Von Haus zu Haus ab 17,90 €; Tel. 0180 6996633; Stand Juli 2020).

Man sollte natürlich daran denken, dass man die Abholung des Gepäcks etwa 2 Tage (bei Inseln 3 Tage) vor Reiseantritt veranlasst, damit man die Sachen am Zielort auch gleich zur Hand hat.

Eine weitere Erleichterung, die vielleicht weniger bekannt ist oder einfach nicht in Erwägung gezogen wird, ist die Hilfe der Bahnhofsmission. Es wäre ja denkbar, dass Sie noch

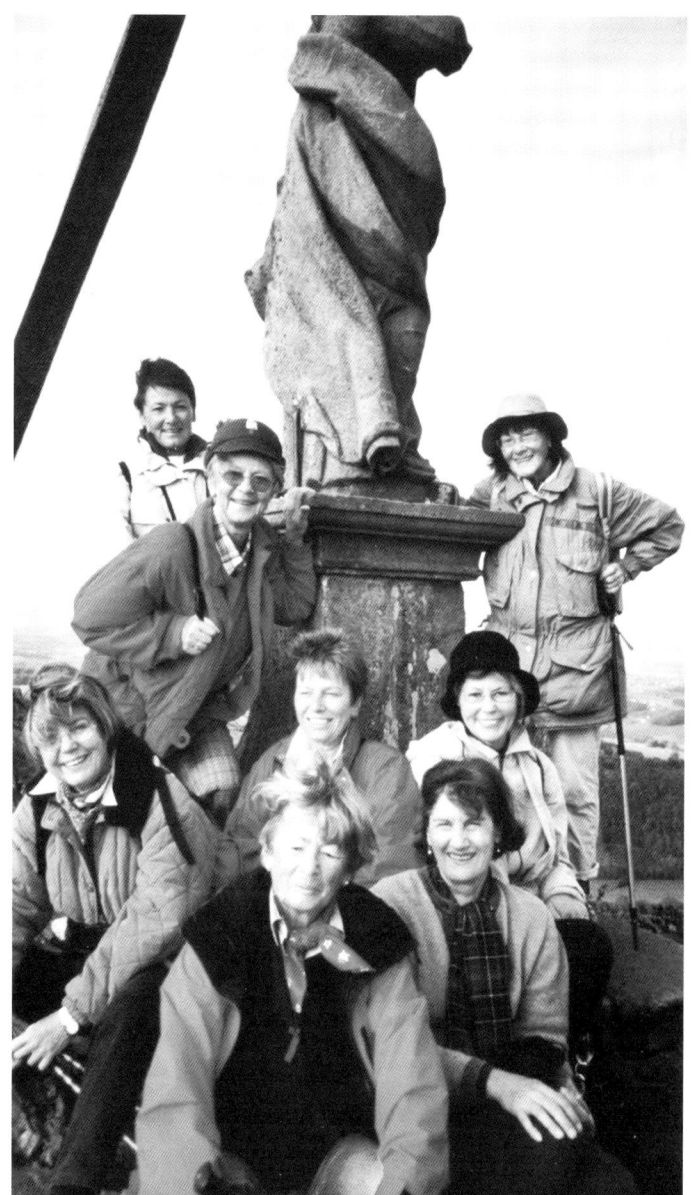

genug Unternehmungsgeist haben, um Reisen unternehmen und Besuche machen zu wollen, aber aus gesundheitlichen Gründen vor dem Drum und Dran, dem Weg vom Taxi zum Bahnsteig, dem Gepäcktransport (falls Sie das Letztere nicht schon haben abholen lassen), dem Umsteigen, dem Ankommen in einer fremden Stadt begründete Sorge haben.

In diesem Falle genügt ein Anruf bei Ihrer lokalen Bahnhofsmission, um alle diese Dienste sicherzustellen, einschließlich Anrufen bei Umsteige- und Ankunftsbahnhöfen, und das alles vollkommen kostenlos. Lediglich die Kosten für den Gepäcktransport müssen natürlich zu den ortsüblichen Sätzen bezahlt werden, denn die Mitarbeiter der Bahnhofsmission sind ja nicht auch noch Gepäckträger; wohl aber organisieren sie diesen Transport.(Bei starker Behinderung ist sogar der Gepäcktransport inklusive.)

Ich gebe zu, dass man als Mensch, der ein Leben lang keine Hilfe brauchte, sich überwinden muss, um eine solche Hilfe in Anspruch zu nehmen, finde aber, dass, wenn man niemanden hat, der einen in so einem Fall begleiten könnte, man sich dieser hervorragenden Möglichkeit bedienen sollte. Die Freundlichkeit, mit der mir alle diese Auskünfte erteilt wurden, bestärkt mich sehr darin, eventuellen Interessenten Mut zu machen und zuzuraten. Kleine Spenden werden natürlich gerne entgegengenommen, wenn man sich das leisten kann und einen die „Kostenlosigkeit" bedrückt.

Reisen ist auf jeden Fall ein wichtiges Kapitel bei unserem Ziel, alt zu werden, aber mobil zu bleiben. Besonders beliebt bei älteren Menschen sind bekanntermaßen Busreisen, deren Vorteil darin liegt, dass man, einmal eingestiegen, sich buchstäblich um nichts mehr kümmern muss, was natürlich einerseits sehr bequem, aber andrerseits nicht sehr günstig für die eigene Selbständigkeit und Unternehmungslust ist. Wenn man so eine Busbesatzung bei den üblichen Besichtigungstouren betrachtet, fällt auch auf, dass häufig die Älteren da ganz unter sich sind, was ich auch nicht für so erstrebenswert halte. Aber das kommt natürlich auch auf die Ziele und das Programm an.

Anders verhält es sich mit den sogenannten Rotel-Bussen, die mit Schlafkabinen ausgestattet sind und zu moderaten Preisen in aller Herren Länder fahren. Man darf natürlich nicht unter Platzangst leiden, denn die Schlafkabinen haben nur Sitzhöhe (aber ein eigenes Fenster). Ich selbst habe das nicht ausprobiert, habe mir aber sagen lassen, dass die Reisegruppen vollkommen gemischt sind von jung bis alt, sozu-

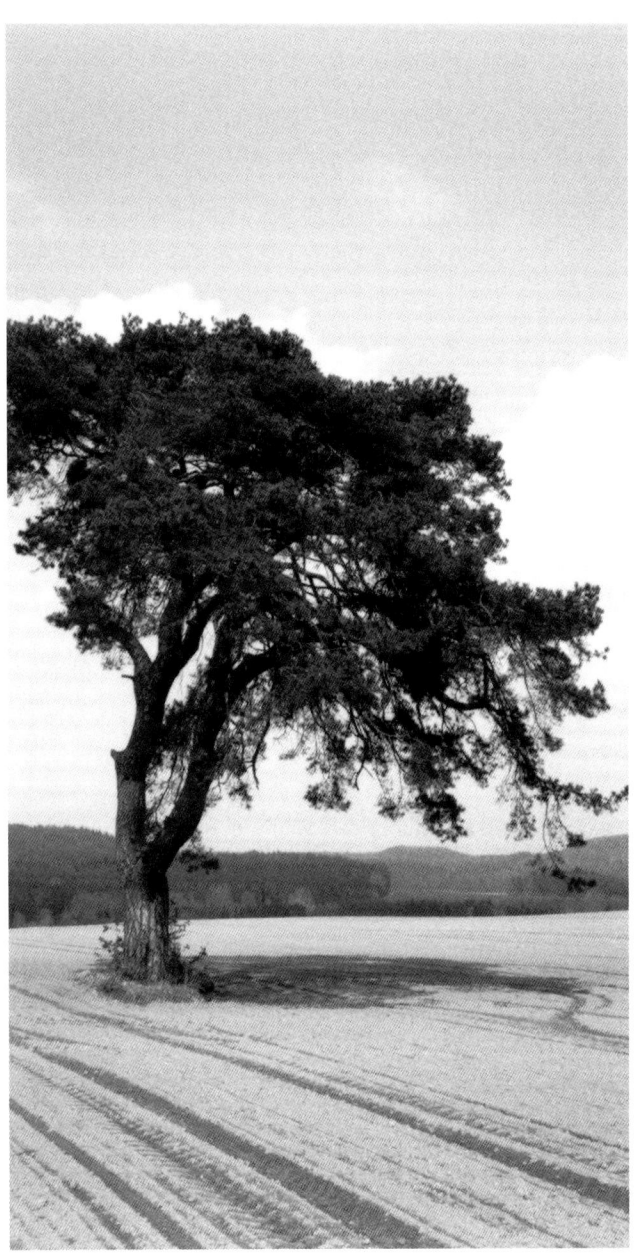

sagen. Abenteurer aller Altersklassen, wobei die Senioren unter den Teilnehmern sich ausgesprochen wohl fühlen, besonders auch deshalb, weil sie vollkommen in die Gruppe integriert und akzeptiert werden. Interessant finde ich, daß in dem Prospekt dieser Reisen unter den abgedruckten Stellungnahmen der Teilnehmer die „Über-70-Jährigen" gesondert aufgeführt und mit ihrer Meinung zitiert werden, was ich noch bei keinem anderen Reiseveranstalter gesehen habe.

Immer häufiger machen Senioren auch von der Möglichkeit des Fliegens Gebrauch. Vom gesundheitlichen Standpunkt scheint auch nichts dagegen einzuwenden zu sein, jedenfalls habe ich nirgends Berichte über Nachteile und Risiken gefunden. Man könnte das vielleicht so interpretieren, dass Senioren unter den Fluggästen in keiner Weise auffällig sind und daher auch nicht besonders geführt werden.

Welche besonderen Möglichkeiten aber Senioren im Flugabfertigungsdienst geboten wird, sollte man von Fall zu Fall beim Flughafensozialdienst des ins Auge gefassten Flughafens telefonisch erfragen. Im Übrigen kann man bei den einzelnen Fluggesellschaften nach Hilfsmöglichkeiten fragen oder sich an den Flughafen Porter Service wenden, der auch für Rollstühle und Elektroautos sorgt.

Da wir gerade von Mobilität beim Reisen sprechen, möchte ich Ihnen ein gutes Beispiel erzählen. Ich kannte eine ältere Dame, damals war sie wohl zwischen 60 und 70 Jahre alt, die an MS (Multiple Sklerose) litt und wirklich nur sehr mühsam mit kleinsten Schrittchen kürzeste Strecken zurücklegen konnte. An Tragen von Gegenständen war nicht zu denken. Als ihre Kirchengemeinde eine Einladung von einer befreundeten Gemeinde in Minnesota/USA erhielt, meldete sie sich sofort zur Mitfahrt bzw. Flug an und machte die 14-tägige Reise mit allen Transporten und Besichtigungen mit, wobei sie bald auf den Rollstuhl, bald auf Auto, Bus oder Flugzeug angewiesen war; die übrigen Teilnehmer und Gastgeber machten das möglich, aber das Wichtigste war: Sie selbst kam gar nicht auf die Idee, dass sie wegen ihrer starken Behinderung nicht teilnehmen könnte, und das, weil sie eben teilnehmen wollte!

Und das bringt mich zu einem wichtigen Punkt: Man muss sich etwas vornehmen, sich Ziele setzen an der oberen Grenze dessen, was erreichbar erscheint, also vielleicht einfach in dem Bereich, der einem 10 Jahre früher ganz selbstverständlich war. Sofort fällt mir wieder meine Mutter ein: Wenn jemand sie von irgendeinem kühnen Plan abhalten wollte als zu anstrengend, zu riskant für ihr Alter, pflegte sie zu antworten: Ach was, man muss sich was zutrauen ...

Ja, man muss sich was zutrauen, und traut man sich eine Sache zu, so ist sie auch schon halb gewonnen. Die bloße Überzeugung, dass sie einem möglich sein wird, ebnet einem die Wege und führt zum Erfolg.

VII. Geistig fit bleiben

1. Lesen, Spielen, Schreiben

Die allgemeine Mobilität, von der wir bisher gesprochen haben, ist ja an sich schon gut, aber natürlich kein Selbstzweck: Sie ist notwendig und nützlich für weitere Aktivitäten, die unsere physische und psychische Mobilität erhalten können und sollen. Sie stellt sozusagen die Basis dar für die Teilnahme am öffentlichen und kulturellen Leben. Der Besuch von Theater, Oper, Konzerten, Vorträgen, Kursen, aber natürlich auch Sportstätten und geselligen Veranstaltungen ist nur so möglich. Je einfacher das Transportproblem gelöst werden kann, desto eher werden wir

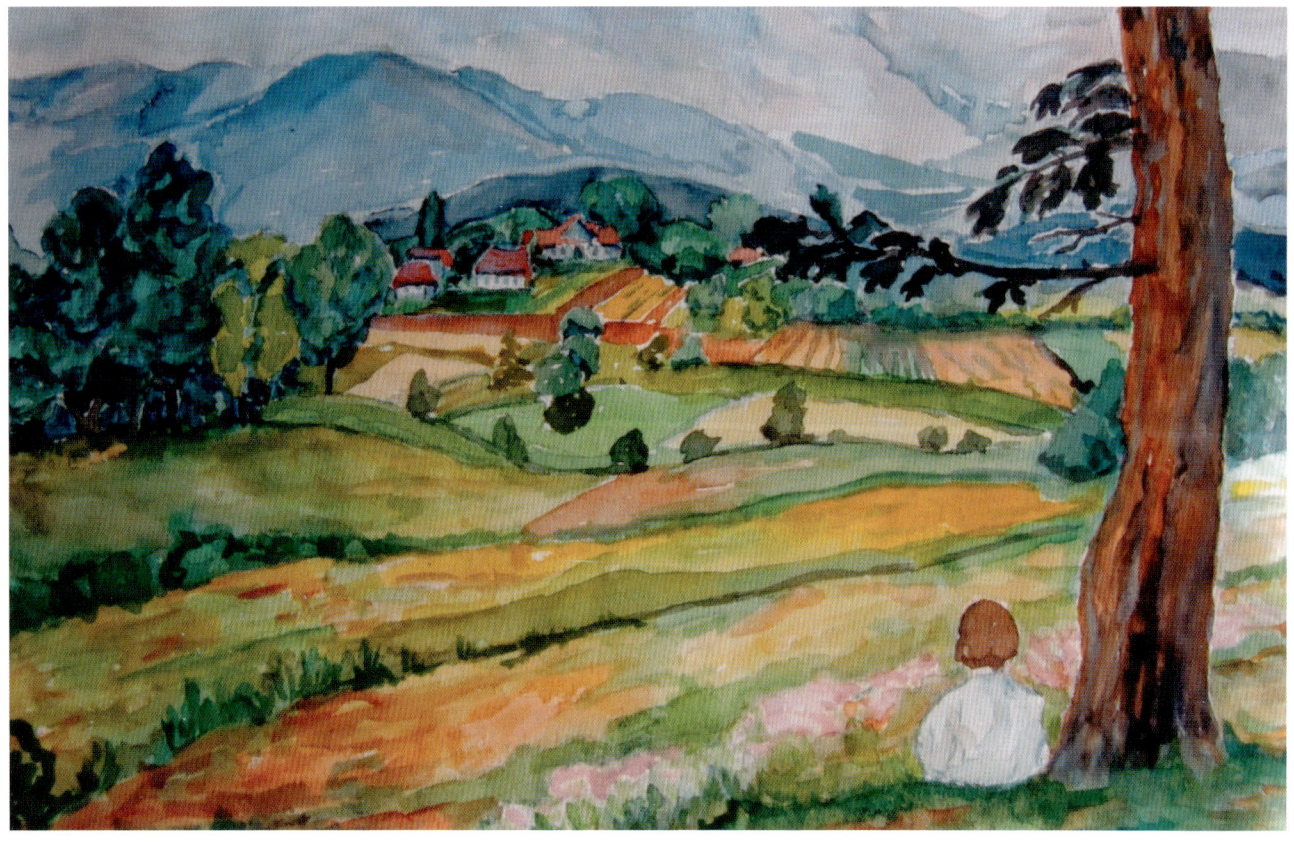

versuchen, an allen diesen Dingen Anteil zu nehmen und zu behalten.

Die geistige Regsamkeit ist vielleicht die allerwichtigste Voraussetzung für ein langes Leben und ein gelungenes und harmonisches Altern. Wie oft hat man schon gehört oder gelesen: ‚Der oder die Jubilar/in liest noch täglich die Zeitung und nimmt am Weltgeschehen regen Anteil', und man hat vielleicht gedacht: das ist ja toll, daß sie/er sogar noch die Zeitung liest!

Falsch gedacht! Es verhält sich ja eher umgekehrt: Dieser Mensch ist so alt geworden, weil er schon immer geistig rege war, weil es noch etwas gibt, was ihn interessiert, was ihn freut, worauf er wartet und darum hat er dieses hohe Alter erreicht. Bei gleich guten gesundheitlichen Voraussetzungen wäre das ohne jedes Interesse an Welt und Umwelt wohl kaum geglückt!

Gelegentlich wird auch auf das überdurchschnittlich hohe Alter von Musikern hingewiesen und mehrfach las ich, dass insbesondere die ständige Fingerbewegung bei Pianisten auf irgendwelche Gehirnfunktionen günstige Auswirkungen hätte, und dem Nichtmusiker wurde empfohlen, jeden Tag auf dem Tisch fünf Minuten mit den Fingern „Klavier“ zu spielen.

Für die Beweglichkeit der Fingergelenke ist das auf jeden Fall sehr förderlich und möglicherweise regt es die Gehirnfunktionen wirklich irgendwie an, aber was den Musikern zu einem überdurchschnittlich hohen Alter verhilft, ist meiner Meinung nach in erster Linie die Flamme, die in ihnen brennt und der Umstand, dass sie, solange sie körperlich dazu in der Lage sind, von ihrer Leidenschaft nicht lassen. Es ist eine Sache, für die es sich zu leben lohnt. Und darum geht es!

Sehr gut illustriert das ein Zeitungsausschnitt aus dem Jahr 2000, den ich vor mir habe. Er zeigt das Foto einer alten Dame und darunter folgenden Text: Zu ihrem 100. Geburtstag ist eine neue CD der in Sent im Unterengadin lebenden Komponistin Anny Roth Dalbert erschienen. ... Noch heute sitzt sie täglich am Klavier und komponiert neue Stücke.

Wie oft hört man von älteren Leuten: Für was denn, ja lohnt sich denn das noch? Ja, wenn man so denkt, wenn es sich nicht „lohnt“, etwas Neues anzufangen, neue Bekanntschaften zu machen, eine Sprache zu lernen, einen Kurs zu besuchen, etwas Interessantes zu lesen, Musik zu hören – dann „lohnt“ es sich für den Betreffenden vielleicht wirklich nicht mehr!

Dass die Musiker bei Ausübung ihres Berufes oder ihres Hobbys auch in ständiger körperlicher Bewegung sind, wie man gut beobachten kann, wenn man im Konzert in einer der ersten Reihen sitzt, kommt vielleicht noch als günstiges Moment dazu. Auch auf die für Sänger und viele

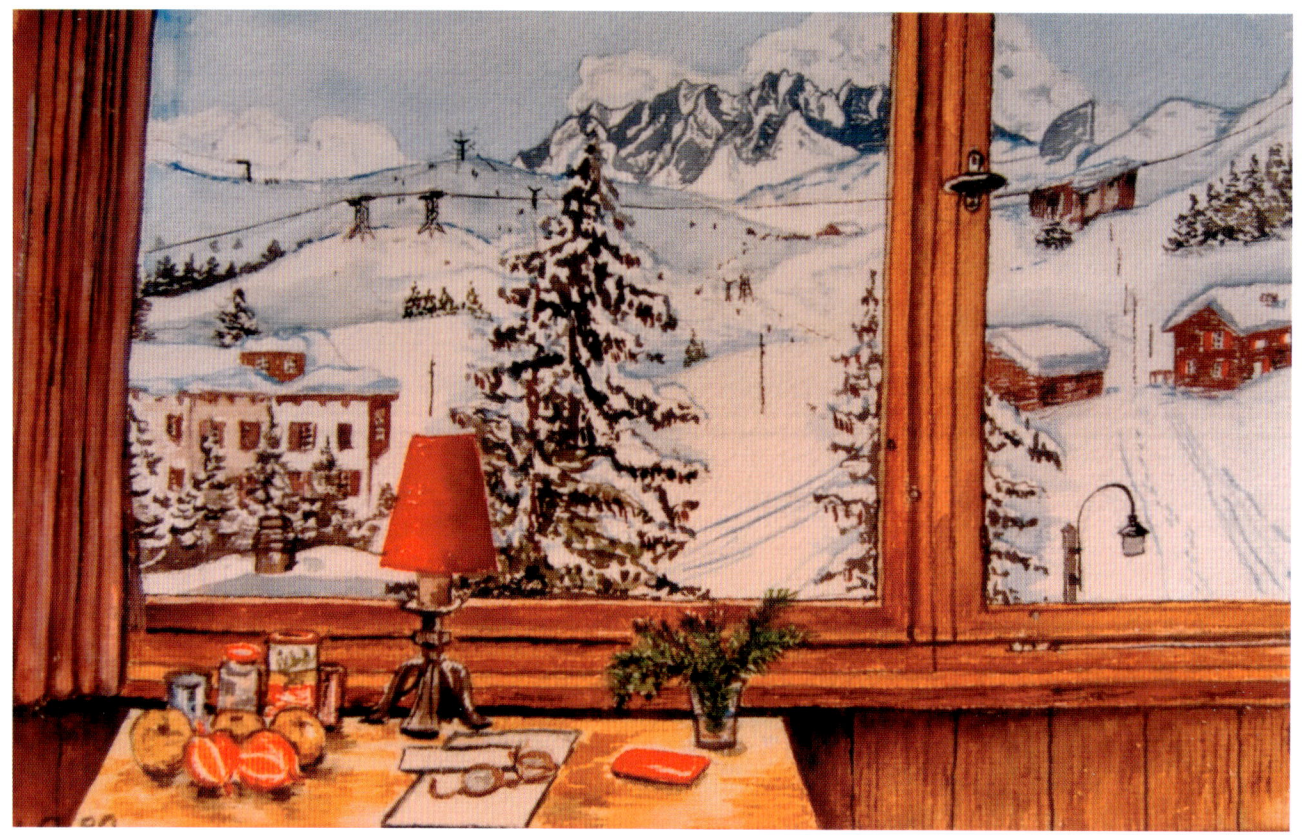

Instrumente wichtige Atemtechnik und deren günstige Auswirkungen könnte man hier vielleicht hinweisen. Aber auf das Atmen – und ich halte das für einen ganz wichtigen Punkt – kommen wir später noch einmal zurück, wenn wir uns mit dem weiten Feld der körperlichen Mobilität befassen. Hier und jetzt wollen wir erst einmal die psychische Regsamkeit und Beweglichkeit unter die Lupe nehmen.

Dass der Bildungsstand etwas mit der Qualität des Alterungsprozesses, ja mit der Dauer des Lebens selbst etwas zu tun hat, haben Statistiker herausgefunden. Genau proportional zu dem durchlaufenen Ausbildungsweg und Bildungsstand steigt das zu erwartende Lebensalter und das, wie Frau Prof. Ursula Lehr schreibt, nicht „wegen der körperlichen Belastung der in der Grundschicht arbeitenden Men-

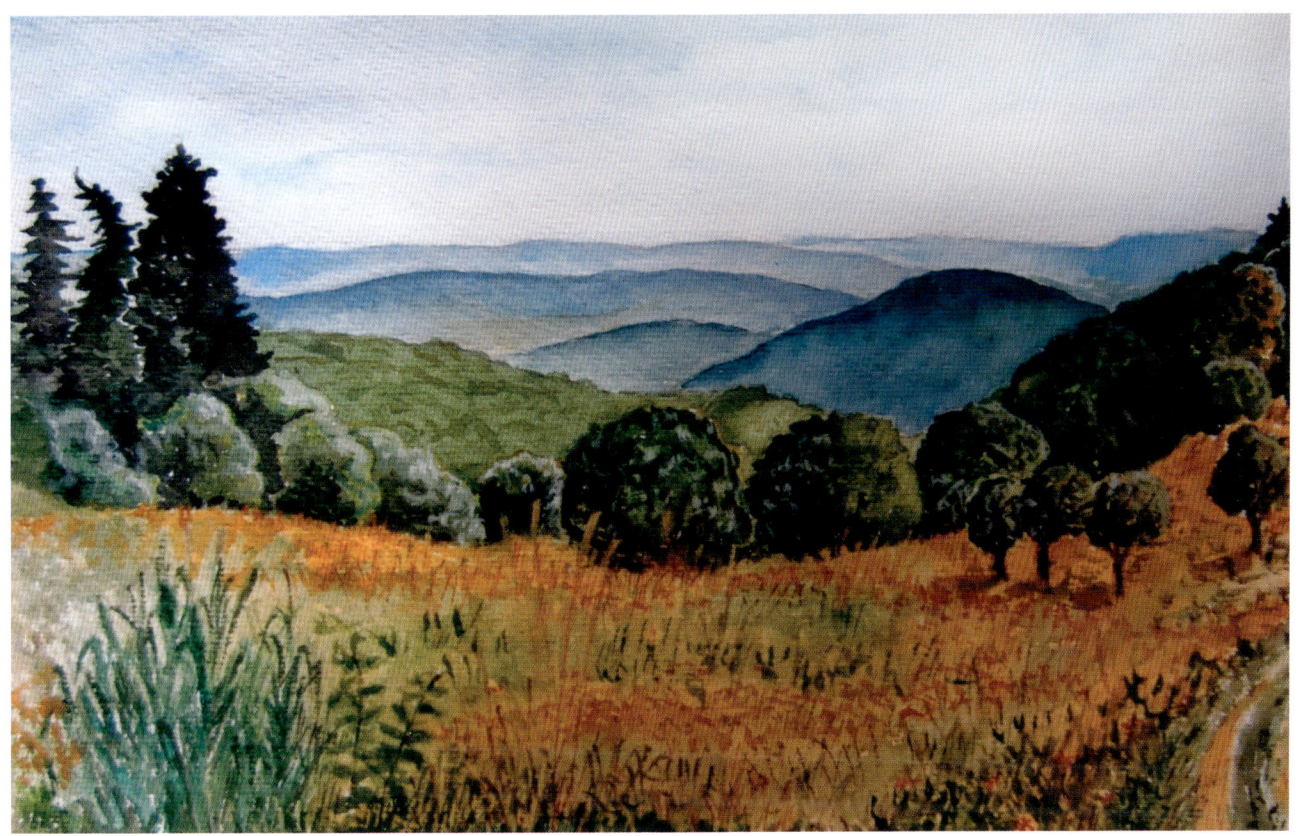

schen, sondern wegen des dort üblichen sozialen Verhaltens."

Das ist leicht nachzuvollziehen: Je mehr ich gelernt habe, desto mehr weiß ich, desto mehr habe ich auch gelernt, aus meinem Wissen Schlüsse zu ziehen, zu denken, nachzudenken. Je mehr ich über die Lebensabläufe weiß und nachdenke, desto eher bin ich in der Lage, ein vernünftiges Lebenskonzept zu finden und ihm nachzuleben. Dazu kommt, wie oben dargestellt, die belebende ja befeuernde Wirkung geistiger Interessen und Beschäftigungen. Es ist also von immenser Wichtigkeit, diese Möglichkeiten zu erkennen und voll auszuschöpfen, d. h. zu lernen, zu denken, zu hören, zu sehen, zu tun.

Sicher ist es urgemütlich, mal in einen tiefen Sessel zu sinken, ein Glas Wein handlich neben sich zu haben, einen Fernsehfilm anzuschauen oder gar nichts zu tun und die Gedanken ziellos spazieren gehen zu lassen, einfach ein bisschen faul zu sein und zu genießen, aber bitte, als Lohn für einen anstrengenden Tag oder Nachmittag, aber nicht als Nachmittags – oder gar Tagesprogramm!

Ich unterhielt mich einmal mit einer alleinlebenden Frau mittleren Alters. Finanzielle Probleme hatte sie keine, lebte in einer hübschen geräumigen Wohnung. „Was machst Du denn so den ganzen Tag?", fragte ich sie. „Liest Du viel?" „Nicht einmal", war die Antwort. „Ja, was machst Du denn dann?", wollte ich wissen. „Ich schau aus dem Fenster und zähle die Autos", sagte sie mit einem etwas unglücklichen Lachen.

Das also kann nicht genug sein, um sich auf den nächsten Tag, das nächste Jahr zu freuen. Es ist aber natürlich gerade für alleinlebende ältere Menschen schwer, ein schönes und befriedigendes Programm zu realisieren. Man kann ja tatsächlich nicht den ganzen Tag lesen, weil die Augen da einfach nicht mittun, auch das Fernsehen ist gerade für ältere Menschen mit seinem flirrenden Licht und der raschen Bildfolge besonders anstrengend, ganz abgesehen davon, dass es auch nicht gesagt ist, dass man auch nur ein lohnendes Programm findet, wenn man gerade einmal Zeit und Lust für ein solches hätte. Was also soll und kann ein älterer Mensch tun, um seinen Geist fit und mobil zu halten?

Viele Menschen haben Freude am Rätselraten, wobei es eine breite Palette gibt, von einfachen an, die man quasi nur auszufüllen braucht, bis zu kniffligen, bei denen man sich fast den Kopf zerbrechen muss, so wie sie verschiedene Zeitungen und Zeitschriften allwöchentlich anbieten. Man sitzt da und denkt hin und her, dreht die zunächst unverständliche Frage wie der Hund den Knochen, der zu groß ist, als dass er in sein Maul passte, aber irgendwann erwischt man die richtige Position, den richtigen Zugang und kann dann – bildlich gesprochen – zuschnappen – ein sehr glücklicher Moment! Wenn sich dann allmählich das Rätsel füllt und man nach mehr oder weniger langer Zeit den letzten zunächst ganz unverständlichen Begriff gefunden hat, so ist das schon ein Erfolgserlebnis und sicher ein hervorragendes Training für den Kopf. Das Gehirn lässt sich ja genauso trainieren wie ein Muskel und ist nach den Erkenntnissen der modernen Gedächtnisforschung unbegrenzt aufnahmefähig. Um diese Aufnahmefähigkeit zu erhalten, bedarf es aber einer ständigen Übung.

Diese kann sowohl auf spielerische Weise erfolgen, so z. B. mit Karten- und Gesellschaftsspielen, die über das Gehirntraining hinaus den unschätzbaren Vorteil haben, dass sie mit anderen Menschen zusammen ausgeübt werden und so Geselligkeit fördern und der Einsamkeit vorbeugen, die ja im Alter eines der Hauptprobleme darstellt.

Wenn man allein lebt und wenig Gelegenheit hat, mit jemandem zu reden, weiß man aus eigener Erfahrung, dass man schon nach kurzer Zeit irgendwie „einrostet", es einem eine gewisse Anstrengung abverlangt, den Mund überhaupt aufzumachen. Wissenschaftler haben das bestätigen können und herausgefunden, dass ein solcher Mangel an Ansprache, ja das einfache „Nichtsprechen" die geistige Beweglichkeit und das Erinnerungsvermögen Alleinlebender erheblich beeinträchtigt.

Eine andere auch recht unglückliche Folge des Alleinseins kann man oft beobachten, wenn alleinstehende Menschen wirklich einmal Gelegenheit haben zu reden, sich „auszusprechen" und ihre Redeflut oft überhaupt nicht mehr zu stoppen ist, was an den Zuhörer zu große Anforderungen stellt, was wiederum zur Folge hat, dass man dem Betreffenden beim nächsten Mal aus dem Wege geht. Man muss also auch daran denken und sich dieser Gefahr bewusst sein. Aber zurück zu den Trainingsmöglichkeiten für das Gehirn. Wir haben schon auf die Nützlichkeit von Spielen hingewiesen. Es gibt deren mittlerweile so viele, daß man einzelne nicht herausgreifen kann. Stellvertretend für zahlreiche andere Veröffentlichungen zu diesem Thema möchte ich stattdessen auf ein Buch hinweisen, das der Beltz Verlag Weinheim herausgebracht hat. Es ist das „Seniorenspielbuch", welches 250 Anregungen enthält und auch für andere Altersgruppen geeignet ist. Es enthält Gedächtnis- und Wortspiele ebenso wie Informationen über Geschicklichkeits-, Karten- und Würfelspiele (Ursula Stöhr, Das Seniorenspielbuch).

Immer wieder spannend und reizvoll sind besonders auch die Kartenspiele – keine zwei Spiele gleichen einander! Von den mir bekannten (aber ich muss gestehen, ich kenne und kann nicht alle) ist meiner Meinung nach Bridge besonders geeignet, das Gehirn mobil zu erhalten. Hier werden verschiedene Fähigkeiten benötigt: Merkfähigkeit, denn man sollte wissen, welche Karten schon gespielt wurden, Kombinationsfähigkeit, denn man muss sich einen Spielplan machen und dazu alle Informationen verarbeiten, die man während des Bietprozesses erhalten hat, und Konzentrationsfähigkeit, denn man muss während des Spielverlaufs dem Spielplan folgen, aber auch alle unerwarteten Situationen, die durch das Spiel der Gegner entstehen, verarbeiten.

Ich gebe aber zu, dass man im Alter das Spiel kaum noch befriedigend erlernen kann und rate dringend dazu, bei guter Zeit, also wenn nicht in der Jugend, so doch in der Mitte des Lebens einen guten Bridgekurs oder Unterricht zu nehmen. Diese kleine Mühe zahlt sich aber in jedem Fall aus, denn es ist ein kluges, ein geselliges Hobby, Hauseinladungen hin und her, bei entsprechender Gelegenheit nett arrangiert (Advents- und Osterzeit oder im Sommer auf dem Balkon oder im Garten) beleben den Alltag ungemein, besonders bei Menschen, deren physische Mobilität schon mehr oder weniger eingeschränkt ist.

Wenn Sie es aber nicht können und auch nicht mehr lernen wollen, dann spielen Sie mit Ihrem Enkel jeden Tag Memory, da kommen Sie vielleicht genauso weit!

Nicht vergessen dürfen wir an dieser Stelle auch das Schachspiel, für das in etwa die gleichen Kriterien gelten wie für Bridge, das aber den Vorteil hat, dass man nur einen Partner braucht und dass man das Spiel auch zu irgendeinem Zeitpunkt unterbrechen kann, wenn dies erforderlich sein sollte. Ja, man kann sogar allein über den weiteren Spielverlauf nachden-

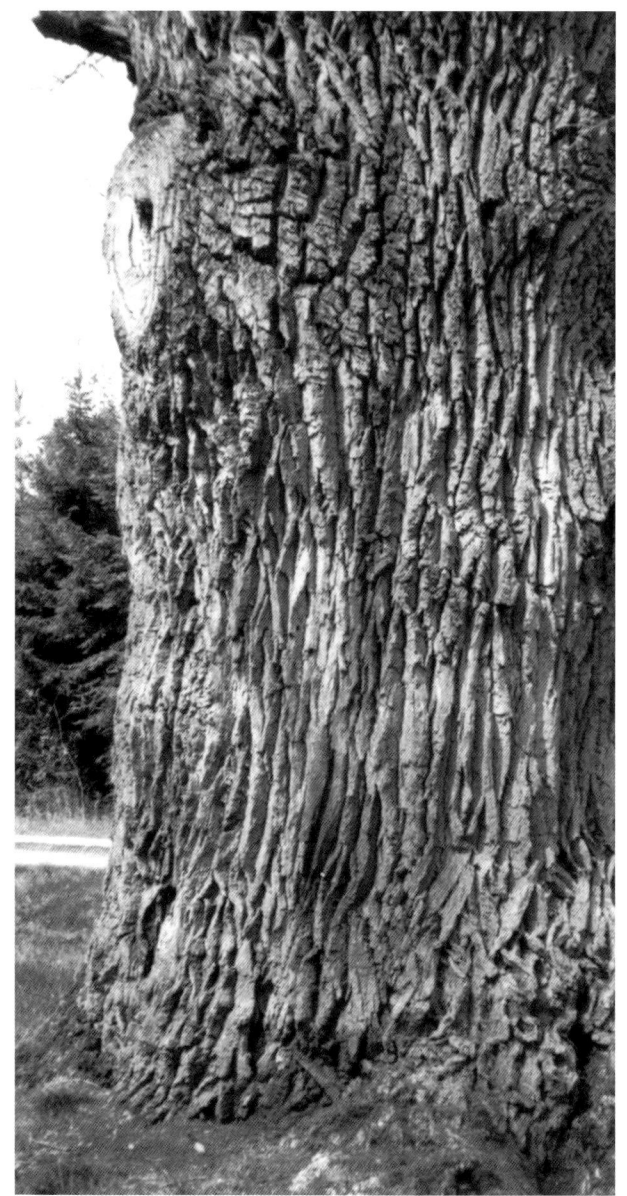

ken und das Spiel bis zu einem gewissen Grade in Gedanken fortführen. Im Übrigen gibt es auch bereits eine große Anzahl von Senioren, die von Computer und Internet fasziniert sind und ganz souverän von allen Möglichkeiten, die sich dadurch bieten, Gebrauch machen, einschließlich der Kontakte, die sich in den beliebten Internet-Foren oder Chatrooms ergeben. Groß ist auch das Angebot an Internetkursen speziell für Ältere, die häufig durch ihre Kinder und Enkel zur Teilnahme animiert werden.

Ein guter Zeitvertreib und Anregung für den Kopf ist auch das Schreiben. Ob Briefe, Tagebücher, Gedichte oder vielleicht Erinnerungen – alles ist gleich gut. Außerdem, finde ich, ist es eine wohlfeile Art, für die Nachkommen ein Kapital anzulegen: jedes Tagebuch, das lange genug bewahrt wird, sagen wir über ein oder zwei Generationen, stellt einen Wert an sich dar, und zwar in jeder Hinsicht, als Rarität sowieso, aber häufig eben auch als Dokument einer bestimmten Zeit, ihrer Sorgen, Nöte, Freuden und Lebensformen.

Kürzlich hielt ich erst ein hübsches Bändchen in der Hand, in dem der Ablauf von drei Generationen in einer Dorfgemeinde nur anhand von Fotografien dargestellt war, die die dort arbeitende „Fotografendynastie" durch die Jahrzehnte als Resultat ihrer Arbeit aufgehoben und gesammelt hatte.

Heute lassen sich aus diesen alten Fotos wertvolle kulturgeschichtliche Schlüsse ziehen. Abgesehen davon, dass es einem Freude macht, die Bilder zu betrachten, kann man sich ja an das eine oder andere noch aus eigener Erfahrung erinnern.

Briefe erhalten den Zusammenhang innerhalb von Familien und Freundeskreisen. Das Briefeschreiben war ja auch einmal eine hohe Kunst, die fast schon gänzlich verloren gegangen ist und im Zeitalter von E-mail und SMS auch wenig Überlebenschancen besitzt. Aber gerade darum sollten wir sie pflegen und wiederbeleben, ist sie doch so etwas wie der erste kleine Schritt auf dem Wege zur Literatur: Wir drücken unsere Gedanken und Gefühle aus, wir formulieren sie und versuchen, sie einem anderen klarzumachen und darzustellen. Und darüber hinaus freut sich jeder, wenn er einen Brief bekommt, und man selbst freut sich, wenn der Briefpartner antwortet und wir bestätigt bekommen, dass wir ihm/ihr auf so einfache Weise eine Freude gemacht haben.

Auch Basteln und Handarbeiten gehören zu einem abwechslungsreichen Programm und sind geeignet, den Geist wach zu halten. Man muss sich einen Plan, einen Entwurf machen, das Material besorgen, und man hat Freude an der schöpferischen Tätigkeit und dem Erfolg. Wie natürlich jede schöpferische Tätigkeit, Zeichnen oder Malen (auch Bemalen – ich denke da an alte Kästen und Möbel), Modellieren oder Musizieren vielleicht überhaupt die schönste Art und Weise ist, wie wir unseren Geist beschäftigt halten und unsere Tage mit Glanz versehen können.

Klar ist also, dass auch der Kopf, das Gehirn ständigen Gebrauchs bedarf, um gegen Abbauerscheinungen geschützt zu sein. Interessant ist dabei die Wechselwirkung von Geistigem und Körperlichem, d. h. dass geistiges Training den Menschen im Alter auch körperlich gesund erhalten kann, während, wie britische Forscher herausgefunden haben, schon 10 Minuten intensiver Bewegung pro Tag genügen, um das Gehirn in bester Verfassung zu halten; darüber hinaus wirkt körperliches Training, d. h. jede sportliche Betätigung den im Alter nicht seltenen Depressionen entgegen und, wie eine Testreihe ergab, übertraf es in seiner Wirkung auf die Psyche sogar gezieltes Entspannungstraining.

2. Gehirnjogging

Außer den schon aufgezeigten Möglichkeiten, sein Gehirn in Schwung zu halten, gibt es natürlich auch ganz gezielte Übungen, die man häufig unter dem Sammelbegriff „Gehirnjogging" aufgelistet findet, einem Begriff, der von Prof. Fischer, dem Leiter der ersten deutschen Gedächtnisklinik geprägt wurde. Dazu gehören Aufgaben, die man auch für sich und ohne Trainingsmaterial durchführen kann, wie z. B. einfache Rechenaufgaben im Kopf durchzuführen. Gelegenheit dazu ergibt sich an der Supermarktkasse, wo man gewöhnlich warten muss und sich die Zeit gut vertreiben kann, indem man seine Einkäufe zusammenrechnet. Ich habe mir schon oft den Spaß gemacht, das Geld auf den Pfennig abgezählt auf den Tisch zu legen, ehe die Kassiererin die Summe in ihrer elektronischen Kasse ausgedruckt hatte. Man kann auch ein langes Wort rückwärts buchstabieren, zehn Telefonnummern, mit denen man häufig spricht, aus dem Kopf aufsagen, man kann sich an Anagrammen versuchen, d. h. durch Umstellen von Buchstaben aus einem längeren Wort möglichst viele neue Worte bilden, ein Spiel, das wir schon als Kinder gern gespielt haben, genauso wie das zu meiner Schulzeit sehr beliebte „Apfelsine rauf und runter", wobei man ein längeres Wort einmal von oben nach unten schrieb und in einem Abstand von unten nach oben, und zwischen den so gefundenen Anfangs- und Endbuchstaben neue möglichst interessante Hauptwörter einfügen musste.

Bei gedrucktem Übungsmaterial findet man Bilder- oder Wortreihen, aus denen man möglichst schnell die nicht dazu passenden herausfinden muss, man findet willkürlich zusammengestellte Gegenstände, die man sich eine gewisse Zeit einprägen soll, um sie dann wenig später aus dem Kopf zu benennen. Bei anderen Übungen müssen Namen mit Gesichtern koordiniert werden oder Zahlenreihen aus dem Gedächtnis wiederholt werden. Diese Übungen sind besonders dann angebracht, wenn schon merkbare Defizite aufgetreten sind, denn bei normalen Gedächtnisleistungen wäre es ja Zeitverschwendung, verschafft einem doch das tägliche Leben genügend Möglichkeiten, um sein Gehirn fit zu halten. Um sich Namen besser merken zu können, wird empfohlen, sich Namenslisten aller seiner Bekannten aus dem Kopf niederzuschreiben oder Mitgliederverzeichnisse von Clubs oder Vereinen, zu denen man gehört, öfter und laut zu lesen.

Es ist eine erwiesene Tatsache, dass man sich Namen und Begriffe besser merkt, je öfter man sie verwendet. Daher auch der gute Rat, wenn man jemanden neu kennengelernt hat, den eben gehörten Namen sooft es passend erscheint, in der Anrede zu wiederholen, so hat man eine echte Chance, dass man ihn nicht im nächsten Augenblick schon wieder vergessen hat.

Sollte einem wirklich einmal ein Name entfallen sein, kann man seinem Gehirn die Arbeit des Wiederfindens sehr erleichtern, wenn man einfach das Alphabet durchgeht, gewöhnlich fällt einem der komplette Name ein, wenn man zum richtigen Anfangsbuchstaben gekommen ist. Auch an die im Namen vorkommenden Vokale kann man sich oft am leichtesten erinnern und mit ein bisschen Herumprobieren fällt einem der Name ein.

Dieses sind nur einige der vielen Möglichkeiten, die heute schon in Kursen von Volkshochschulen, Krankenkassen und anderen Gruppierungen angeboten werden, sowie in einer ganzen Reihe von Buchveröffentlichungen zur Verfügung stehen. Es empfiehlt sich, wenn man dieses „Gehirnjogging" gezielt betreiben will, die Möglichkeiten am Heimatort auszuloten oder sich in Büchereien oder Buchläden beraten zu lassen. Fest steht, dass die Erfolge, die bei einem gezielten Training erreicht werden, beachtlich sind, auch im hohen Lebensalter.

Aber natürlich muss man hier sorgfältig unterscheiden zwischen einer mit den Jahren allmählich zunehmenden sozusagen „normalen"

Vergesslichkeit und den Anfängen echter Hirnleistungsstörungen. Erstere, die möglicherweise schon bei einem 50-Jährigen auftreten können in der Form, dass er einen Termin verpasst, etwas vergisst oder ein wichtiger Name ihm nicht einfällt, haben häufig Überlastung und Stress als Ursache und können durch Verminderung desselben sowie gezielte Übungen wie oben angeführt behoben werden.

Hat man aber den Eindruck, dass solche Ausfallerscheinungen sich häufen bzw. in Zusammenhang mit anderen Unregelmäßigkeiten im Befinden wie Konzentrationsschwäche, Schlafstörungen, starken Stimmungsschwankungen u. a. m. auftreten, ist es doch ratsam, einen Arzt aufzusuchen, denn grundsätzlich sind alle Hirnleistungsstörungen bzw. Demenzerkrankungen behandelbar, sind sie doch in vielen Fällen durch außerhalb des Gehirns liegende Ursachen wie Stoffwechselerkrankungen oder auch hormonelle Störungen hervorgerufen. Aber auch primäre Störungen können heute therapiert werden.

Die Vielzahl der Veröffentlichungen unterstreicht die große Bedeutung, die das Thema gerade durch die Bevölkerungsentwicklung in der heutigen Zeit gewonnen hat.

3. Persönliche Kontakte

Ein ganz wichtiger Aspekt unserer vielfältigen Möglichkeiten, uns geistig beweglich zu halten, sind ganz allgemein unsere Beziehungen zu den anderen, zu den Menschen in unserem Umkreis, zu dem Lebensgefährten, der Gefährtin, der Familie, zu Freunden und Bekannten und schließlich auch zu Fremden. Fangen wir mit dem Partner, der Partnerin an. Der tägliche Umgang mit einem anderen Menschen ist allein schon eine hervorragende Möglichkeit, um geistig und körperlich beweglich zu bleiben. Die tägliche Fürsorge für den anderen stellt eine Reihe von Ansprüchen, sei es, für Garten oder Haus zu sorgen, sich um Geschäftliches und Technisches, Handwerkliches zu kümmern, das Notwendige zum Lebensunterhalt zu beschaffen und die Mahlzeiten herzurichten, wobei es bei im Ruhestand befindlichen Paaren in der Regel so sein wird, dass die alte konventionelle Aufgabenteilung: Männersache – Frauensache aufgelöst, ja aufgehoben sein wird, da ja kein Mann behaglich zusehen wird, wie sich seine älter gewordene Gefährtin plagt, während er vielleicht die Zeitung liest, und keine Frau denken wird: das ist sein Bier, wenn er wieder mal den Rasen geschnitten hat und es ans Wegräumen geht.

Man wird sich in allen diesen Dingen helfen und sich abwechseln, je nachdem, wer gerade gut drauf ist oder wer gerade etwas Schonung benötigt. Das Eingehen auf Wünsche und Anregungen des anderen, das Teilnehmen an von beiden Teilen abwechselnd vorgeschlagenen Veranstaltungen und Geselligkeit ist tagtäglich eine Bereicherung, die man mit Freuden an- und wahrnehmen sollte, ist sie doch die allereinfachste Art, um zu einem vielseitigen Lebensprogramm zu kommen und mobil zu bleiben.

Der eine hört gerne gute Konzerte, der oder die andere zieht ein Schauspiel oder eine Oper vor, so kommt man zu beidem und befruchtet sich gegenseitig. Allein schon die fortwährenden Kompromisse, die in einer Zweierbeziehung nötig und normal sind, stellen gewisse Anforderungen an die Beteiligten, sorgen sie doch dafür, dass man nicht starr und stur und unbeweglich wird, sondern flexibel auf die jeweilige Situation eingeht.

Im weiteren Sinne erfüllt auch eine größere Familie diese Aufgabe (wenn man das Glück hat, eine solche zu haben), sei es, dass die ältere Generation die Kinder hütet, auf Häuser aufpasst, bei der Vorbereitung von Familienfesten benötigt wird oder auch Pflege und Betreuung eines Erkrankten übernimmt – immer ist Beweglichkeit gefragt.

Ein wirklich einmaliges Beispiel dafür lieferte mir eine gute Bekannte, als sie berichtete, dass ihre Schwiegertochter gern noch ein viertes Kind hätte, das aber nur in Angriff nehmen würde, wenn sie, die Schwiegermutter, für die Entbindungszeit die drei kleinen Kinder übernehmen würde. Die tüchtige (verwitwete) Oma war gleich bereit. Da sie aber sehr reiselustig ist, stellte sie die einzige Bedingung, dass ihr Einsatz in ihren Terminplan passen müsse. Etliche Reisen waren schon gebucht. Die Damen holten ihre Terminkalender hervor und wurden bald handelseinig. Ja, so was gibt's!

Über die Familienbande hinaus und ganz besonders, wenn keine engere Familie vorhanden ist, spielt die Geselligkeit ganz allgemein eine große Rolle. Man sollte sich, wo immer sich die Gelegenheit bietet, in Gesellschaft begeben und soweit Mittel und Kräfte es erlauben, auch öfters einladen, es brauchen ja nicht mehrgängige Festmenüs zu sein! Ein netter Teenachmittag oder gemeinsamer Schoppen oder Viertele in einer gemütlichen Weinstube stellen keine solchen Ansprüche und erfüllen den gleichen Zweck. Menschen aller Art, Junge und Alte, Familie und Freunde, Bekannte und Fremde, alle sind wichtig für unser Leben, für unser Eingebundensein in die Gesellschaft. Wenn erst einmal die Beziehungen gelockert sind oder aus natürlichen Gründen weniger werden, etwa durch Wegzug oder Tod, fängt oft unmerklich – die Vereinsamung an.

Häufig hört man das Argument: Ach, wozu sollte ich da hingehen, ich kenne ja keinen Menschen! Was soll ich denn mit den Leuten reden?

Dazu lässt sich allerlei sagen. Natürlich muss man zuerst eine Beziehung herstellen, die eine Anrede möglich macht. Dazu ein kleines Beispiel: Ich war allein zur Eröffnung einer Kunstausstellung gegangen, da mein Mann keine Zeit hatte. Ich war der Meinung, dass ich genü-

gend Leute kenne, um nicht allein herumstehen zu müssen und ein paar nette Worte wechseln zu können. Tatsächlich sah ich auch eine Reihe Bekannte, die freundlich grüßten, aber keine Anstalten machten, näherzukommen.

Als dann die Reden vorbei waren und ein Glas Wein oder Sekt gereicht wurde, stand ich also doch allein herum und kam mir etwas blöd vor. Ich schaute mich um und entdeckte eine sehr nett aussehende Dame, die auch ganz verloren mit ihrem Glas in der Hand an einer Säule Halt oder wenigstens eine gewisse Raumbeziehung suchte.

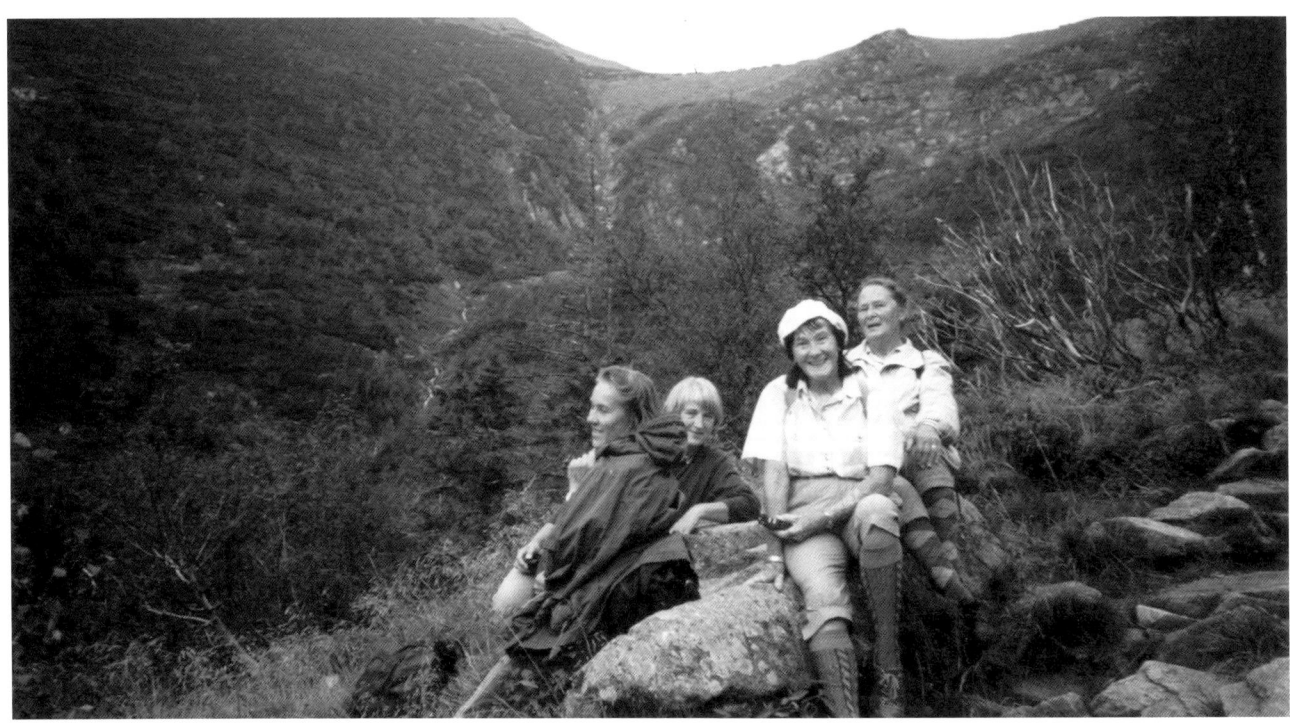

Ich ging zu ihr, stellte mich vor und sagte: „Sie scheinen auch allein hier zu sein, ich fände es nett, wenn wir uns gegenseitig Gesellschaft leisten würden!" Sie war genauso angenehm wie sie aussah, und wir genossen beide ein anregendes und freundschaftliches Gespräch (wobei das Thema, wie die Gesellschaft sich einzelnen Frauen gegenüber verhält, eine gute Grundlage war!) und gingen dann zufrieden nach Haus.

Auch bei runden Geburtstagen oder dem vielfach üblichen „Leichenschmaus" (der ja in fortgeschrittenen Jahren immer öfter zum Programm gehört), kommt man zuweilen neben Leute zu sitzen, die man nie zuvor gesehen hat und höchstwahrscheinlich nie wieder sehen wird. Aber deshalb braucht man nicht schweigend dazusitzen. Wenn sich nichts anderes anbietet, ist es immer ein probates Mittel, den Nachbarn zu fragen, wie seine Beziehung zu der gefeierten Person oder dem Dahingegangenen ist bzw. war, und darauf aufbauend Fragen nach der Familie, nach dem Beruf, notfalls auch nach Reisen zu stellen. Fragen ist immer gut. Es gibt wirklich wenig Menschen, die nicht gern von sich selber und ihren Problemen sprechen möchten, und wenn das alles Sie doch nicht interessieren sollte, so können Sie sich mit dem Bewusstsein trösten, dass Sie dem/der Betreffenden einige angenehme Stunden bereitet haben und dass er

oder sie Sie vermutlich als einen besonders netten und anregenden Gesprächspartner/in in Erinnerung behalten wird, denn niemanden findet man sympathischer als Leute, die sich für einen interessieren.

Für sehr empfehlenswert halte ich auch die Zugehörigkeit zu einem Verein oder Club, egal, ob das ein Sport- oder Heimatverein ist, eine kulturelle Gruppierung oder ein Chor, in jedem Falle ist die Einbindung in eine Gruppe mit gleichen Interessen gegeben, und es müsste schon mit dem Teufel zugehen, wie man zu sagen pflegt, wenn man nicht in einer solchen Gruppierung außer der zu erwartenden Anregung eine oder mehrere verwandte Seelen finden würde. Allein schon mit einer gewissen Regelmäßigkeit an den Veranstaltungen eines solchen Vereins oder Clubs teilzunehmen, sichert einem ein Zugehörigkeitsgefühl, das aus mehr als einem Grunde für Ältere so wichtig ist.

Meine eigenen Erfahrungen auf diesem Gebiet haben wirklich alle meine Erwartungen übertroffen. Und im Laufe einer langen Mitgliedschaft in einem Club hat man nicht nur in dieser Gemeinschaft Wurzeln geschlagen, sondern bewegt sich in ihr so behaglich wie in einem Familienkreis. Und man braucht es eigentlich nicht zu sagen, dass das für Alleinstehende ein großer Gewinn ist. Besonders gute Resultate bringt die Mitgliedschaft in einer gemeinnützigen Gruppe oder Vereinigung, von denen es reichlich und mit den verschiedensten Zielsetzungen gibt. Das Mitmachen, Mithelfen verleiht der Zugehörigkeit nicht nur eine besondere Qualität, sondern deckt auch alle Aspekte einer guten und anregenden Aufgabe ab: Man muss sich etwas einfallen lassen, man wird gebraucht, man ist nicht allein, man erntet Dank, man sieht Sinn und Bestätigung in seinem Tun und kann seine eigenen Kräfte und Fähigkeiten voll einbringen.

Sie liegen nicht brach, wie in vielen bedauerlichen Fällen, in denen einem älteren Menschen einfach nur die Initiative fehlt, um irgendwo anzufangen.

Fassen wir also unsere Erkenntnisse wieder einmal zusammen und stellen fest: Menschen sind für unsere geistige und körperliche Beweglichkeit überaus wichtig, wir sollten sie suchen und die Kontakte pflegen – es ist so ähnlich wie bei einem Bankguthaben: je mehr Sie darauf einzahlen, desto mehr können Sie davon abheben!

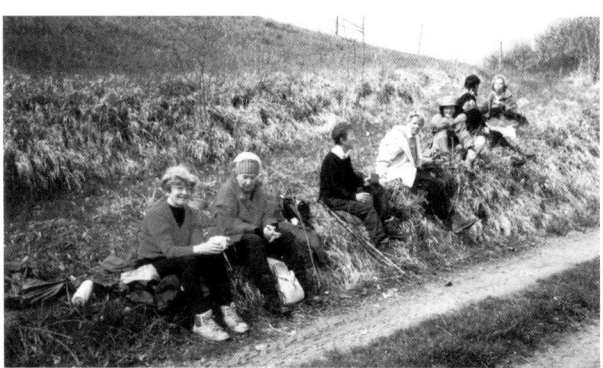

4. Seniorenstudium

Nun, wie wäre es damit: Seniorenstudium, sozusagen die höchste Stufe geistiger Beweglichkeit im Alter!

Seit Anfang der 1980er Jahre haben die Hochschulen ihre Tore den Seniorstudenten/innen geöffnet. In den meisten Fällen werden reguläre Lehrveranstaltungen für die Seniorstudenten angeboten, in Einzelfällen aber auch besondere Studiengänge und Seminare. Besonders hervorgetreten sind unter den betreffenden Hochschulen die Frankfurter „Universität des dritten Lebensalters" und die Pädagogische Hochschule in Freiburg mit etwa 400 Studierenden.

Beliebteste Fächer sind Philosophie, Geschichte und Politische Wissenschaften. Darüber hinaus bieten selbstverständlich auch Volkshochschulen, Kirchen und andere Träger vergleichbare Kurse und Seminare an. Erwähnt werden sollte hier auch das nach dem Schweizer Psychologen Josef Hirt genannte Hirt Institut, das Anfang der 1990er Jahre mit dem sechsteiligen Lehrgang „Geistige Fitneß" an die Öffentlichkeit trat. Dieser Lehrgang stützt sich auf die Auswertung von 4000 wissenschaftlichen Quellen und internationale Forschungsergebnisse. Er macht keinerlei Altersunterschiede, davon ausgehend, dass nach dem heutigen Wissensstand die Lernfähigkeit erst nach dem 90. Lebensjahr messbar nachlässt. „Leben heißt lernen" sagt die Gerontologin Ursula Lehr, und nicht wenige Senioren sehen das genauso.

Faszinierendstes Beispiel dürfte der zu meiner Zeit „älteste Student der Welt" Josef Jacobs sein, Sohn eines Weinbauern, der mit 87 Jahren anfing zu studieren, 1996 seinen 100. Geburtstag feierte und damals hoffte, innerhalb einiger Monate seine Doktorarbeit mit dem Titel „Die Rheinromantik im 19. Jahrhundert im Rheingau" fertigstellen und sich in diesem hohen Alter den Doktorhut erwerben zu können, nachdem er seinen ersten akademischen Abschluss, den Magister Artium, mit 93 Jahren geschafft hatte. Ob er sein Ziel erreicht hat, konnte ich leider nicht feststellen.

Im Allgemeinen streben die Seniorstudenten aber keine Abschlüsse und Diplome an, es geht ihnen vielmehr um die reine Erweiterung ihres Wissens und Gesichtskreises. Häufig erfüllen sie sich mit dem Studium auch einen Jugendtraum, der seinerzeit aus den praktischen Gegebenheiten nicht realisierbar war.

5. Was halten Sie von Arbeit?

Ehe wir uns jetzt einem anderen wichtigen Kapitel zuwenden – nämlich dem einer gesunden Ernährung und einer gesunden Lebensweise –, möchte ich noch auf ein Thema zu sprechen kommen, das man meiner Meinung nach nicht auslassen kann, wenn man von der Erhaltung der psychischen und physischen Beweglichkeit im Seniorenalter spricht, und das ist das Thema Arbeit. Ein sehr diffiziles Thema, das gebe ich zu, aber versuchen wir, uns ein paar Gesichtspunkte dazu klarzumachen und ein paar Ideen zu entwickeln, um diesen Begriff möglichst harmonisch in den gesamten Komplex: Lebensführung und -Gestaltung in den höheren Lebensjahren einzufügen.

Generell und von vornherein bin ich der Meinung, dass eine gut ausgeführte Arbeit dem Schaffenden ein positives Erlebnis vermittelt, ihn mit Stolz und Selbstbewusstsein erfüllt, auch einem schon „im Ruhestand" befindlichen Menschen nicht nur das Erfolgserlebnis bringt, sondern darüber hinaus das viel wichtigere Gefühl, gebraucht zu werden, ja vielleicht sogar unersetzlich zu sein. Ein Gefühl, das man gerade für den Ruheständler nicht hoch genug einschätzen kann. Aber für ihn wäre es ja auch eine freiwillige Tätigkeit, kein Muss, und er könnte seine Fertigkeiten einbringen ohne Druck und Stress und eben nur dann, wenn er sich körperlich und geistig dazu aufgelegt und in der Lage fühlt. So betrachtet wäre „Arbeit" ein nicht gering einzuschätzender Faktor für unser generelles Ziel, so lange wie möglich mobil zu bleiben.

Wäre es dann nicht aber auch eine gute Sache, die Lebensarbeitszeit generell heraufzusetzen, um damit gleich zwei Fliegen mit einer Klappe schlagen zu können: die Leute tätig und mobil zu halten (und sie nicht vorzeitig in den „Rentnerstress" zu entlassen) und die Sozialversicherungskassen fühlbar zu entlasten, die gegenwärtig unter dem Ansturm der Vorruhestandswilligen zu wanken und zusammen-zubrechen drohen?

Wenn man dieses Problem sorgfältig von allen Seiten betrachtet, so wird man finden, dass jede Ansicht sowohl richtige als auch falsche Ansätze enthält.

Arbeit ist zunächst einmal nicht gleich Arbeit. Wer wollte einer Fließbandarbeiterin verdenken, wenn sie die Jahre und dann die Monate und schließlich die Tage zählt, bis sie endlich den einförmigen Job an den Nagel hängen kann? Ich kann mich noch gut erinnern, als ich als junge Frau in einer interessanten und nicht schlecht bezahlten Stellung tätig war (die nur dadurch besonders belastend wurde, weil ich außer-

halb wohnte und jeden Tag 4 Stunden Transport – erst Vorortzug, dann Bus in Kauf nehmen musste) – also, als ich damals eine wirklich gute Arbeit hatte, eine Arbeit, die ich fast mit Leidenschaft ausübte, war mir doch zu gleicher Zeit der Gedanke, noch 30 oder 40 Jahre lang jeden Morgen zu einer unphysiologisch frühen Zeit aufstehen und meinen ganzen Tag in einem geschlossenen Raum verbringen zu müssen, um dann jeden Abend mehr oder weniger ausgelaugt heimzukommen, davon mehr als das halbe Jahr im Stockdunkeln, eine erschreckende Vorstellung. Es ist ja die Länge des Arbeitslebens mit seiner vorgegebenen Gleichförmigkeit, die auch den Gutwilligsten erschöpft.

Anders sieht das natürlich bei einer schöpferischen Tätigkeit aus, wie sie nicht nur alle Künstler im weitesten Sinne ausüben, sondern auch das große Heer der Forscher und Wissenschaftler.

Man kann also eigentlich nicht mit gutem Gewissen an eine generelle Verlängerung der Lebensarbeitszeit denken, außer natürlich, wenn rein rechnerisch keine andere Lösung mehr möglich ist.

Natürlich gibt es auch – sehr menschliche – Mittel und Wege, um über die Runden zu kommen, wenn es denn sein muss, und ich bin sicher, dass jeder Betroffene sie nutzen wird. Ich denke da an eine alte Landarbeiterin, mit der ich in dem ersten Nachkriegsjahr auf einem niederbayerischen Gutsbetrieb zusammenarbeitete. Sie war 63 Jahre alt, die „Niedermoarin", und hatte vor, bis 65 durchzuhalten, denn eher aufhören – wenn es das denn damals überhaupt gab – und weniger Rente konnte sie sich nicht leisten. Wie auch, bei einem Stundenlohn von 40 Pfennig, und wenn die Arbeitszeit auch 10 Stunden täglich betrug, so kam doch nicht viel zusammen: 4 Mark am Tag eben.

Ich hatte schon eine Weile auf den Feldern und in den Scheunen geschafft, als ich sie überhaupt zum ersten Mal sah, sie kam eben nicht jeden Tag. Sie hatte sich das so eingerichtet, dass sie arbeitsfähig war, wenn das Wetter es erlaubte, und das war durchaus nicht immer der Fall. Wir arbeiteten ja alle 10 Stunden im Freien und das auch während des ganzen Winters! Auf diese Weise hat sie aber sicher das rettende 65. Lebensjahr erreicht, wenn ich sie auch zuletzt immer seltener sah.

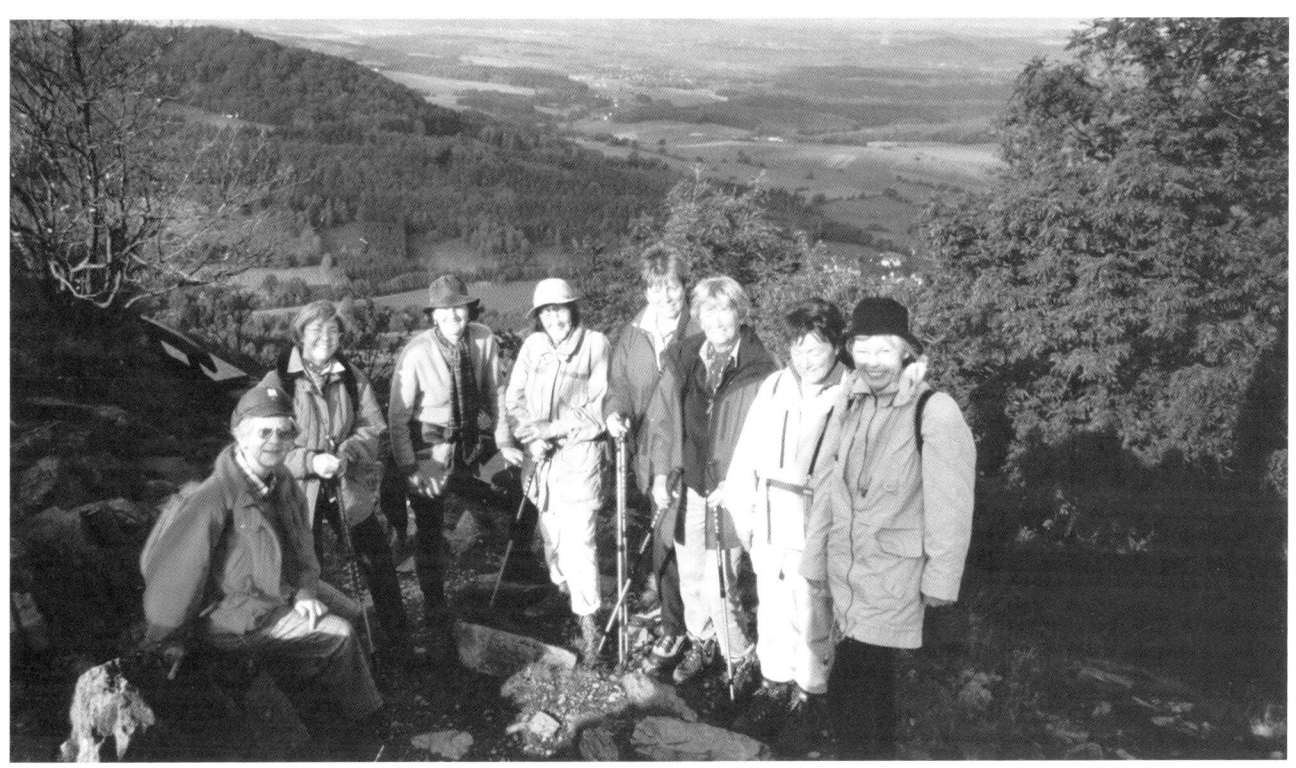

Vorstellen könnte man sich aber schon eine Regelung, die eine Mindestanwesenheit des älteren Arbeitnehmers übers Jahr verteilt vorsehen würde, die von Fall zu Fall und vor allen Dingen saisonbedingten Hochs und Tiefs angepasst individuell von den Beteiligten ausgehandelt werden könnte, wobei die Sozialversicherungskassen alle die Zeiten übernehmen könnten, in denen kein Lohn fällig würde. Es bestände also sozusagen eine „Überstunden- und Urlaubsbrigade", die immer dann zum Einsatz käme, wenn erforderlich. Ähnliche Wege geht der vor einigen Jahren unter großen Schwierigkeiten von Regierung und Tarifpartnern erarbeitete Kompromiss, wobei letzterer auf eine regelmäßig ausgeübte Teilzeitarbeit abzielt. Es wird auf die Umsetzbarkeit ankommen, welcher Möglichkeit der Vorzug zu geben wäre. Wenn ich mich in die Lage eines älteren Arbeitnehmers denken würde, wäre mir wahrscheinlich die erste Variante lieber.

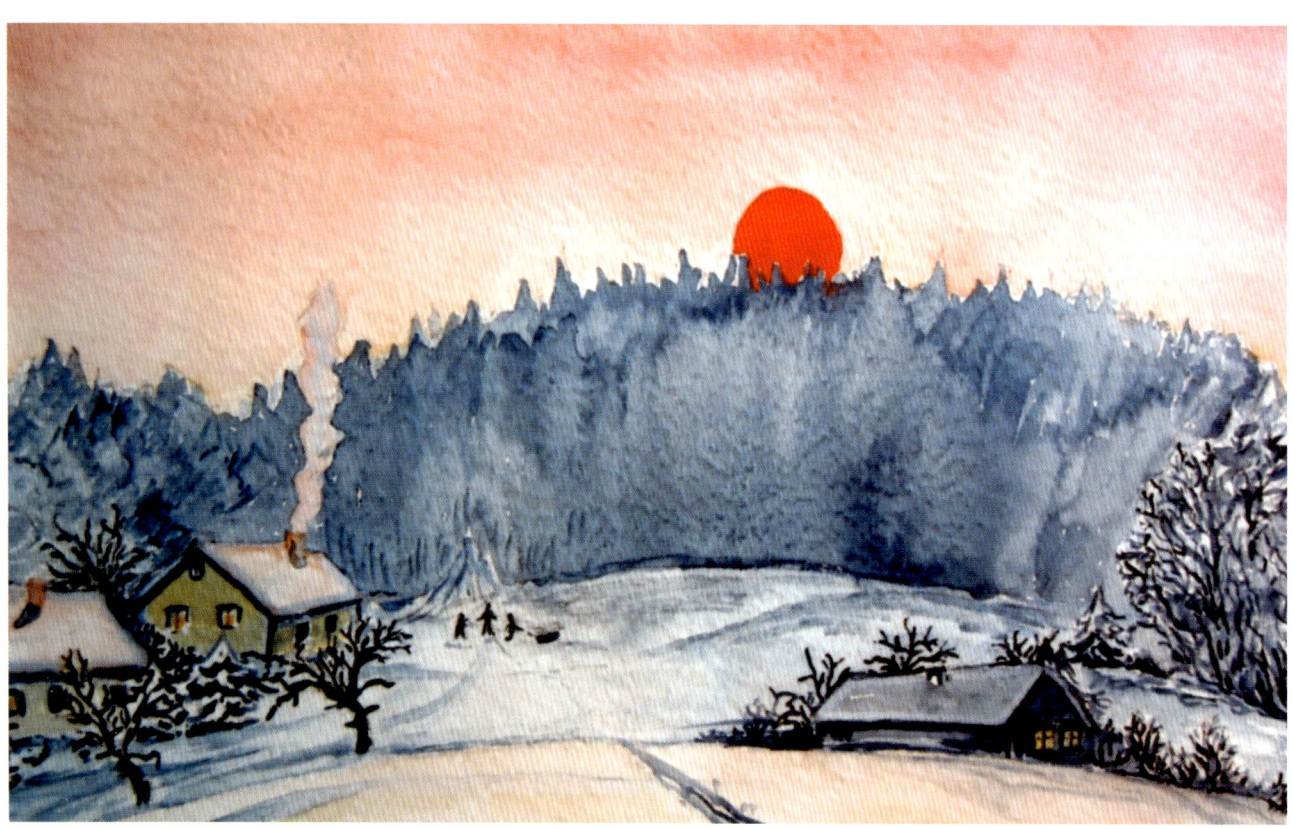

Die immer wieder geforderte Verlängerung der Lebensarbeitszeit steht ja nicht nur im Gegensatz zu der bisher vertretenen Auffassung, frühzeitige Pensionierung würde vermehrt Arbeitsplätze für jüngere Arbeitsuchende freimachen. Sie entspricht auch in keiner Weise der Lebenswirklichkeit, denn, wie man täglich bestätigt bekommt, werden bei betriebsbedingten Entlassungen Arbeitnehmer über 50 Jahren zuallererst „freigestellt", wie es so euphemistisch heißt, und haben auf der anderen Seite kaum Chancen, wenn sie sich um einen neuen Arbeitsplatz bemühen. Das Deutsche Institut für Alters-vorsorge (DIA) prognostiziert allerdings, dass die Zahl der arbeitenden und arbeitswilligen über 60-Jährigen von heute einer auf rund vier Millionen bis zum Jahr 2025 steigen wird. Voraussichtlich würde dabei gleichlaufend die Praxis aufgegeben, das steigende Alter mit höheren Gehältern und Beförderungen zu koppeln.

Auf der anderen Seite war es ja nach einer Lockerung der Altersgrenze zu unerwünschten „Nebenwirkungen" gekommen, es zeigte sich nämlich, dass sich fast ausschließlich die Inhaber leitender Positionen getroffen fühlten. So las man von Chefärzten und anderen leitenden Kräften, die sich von ihren Sitzen nicht trennen wollten, weil der finanzielle Unterschied zum „Danach" doch allzu gravierend erschien.

Unsinnig erscheint es allerdings, jemanden „mit Gewalt" von seinem Arbeitsplatz entfernen zu wollen, wenn er denn weitermachen will, nur weil es die Bestimmungen so wollen, besser wäre es sicher, durch flexiblere Gestaltung der finanziellen Seite solchem löblichen Eifer keine zu großen finanziellen Anreize zu geben. Man muss sich ja auch in die Lage der Nachrückenden versetzen.

Verhältnismäßig wenig erfährt man über die erstaunlichen Leistungen derjenigen, die sich im Rahmen größerer Programme wie Senior Partner, Alt hilft Jung u. a. zur Verfügung gestellt haben, um ihre reichen Erfahrungen und ihre offenbar ungebrochene Kraft in Entwicklungsländern und Notstandsgebieten und jungen Unternehmen ohne Markterfahrung zur Verfügung zu stellen, nicht selten auch unter Einsatz persönlicher Mittel. Das sind nun bestimmt Leute, denen man keine Anleitung zum Thema „Älter werden – mobil bleiben" in die Hand zu drücken braucht, ein schöneres Beispiel für Initiative, Hilfsbereitschaft und Gemeinsinn kann man sich ja kaum vorstellen, und ich hoffe nicht nur, sondern bin eigentlich sicher, dass ihnen ein reicher Dank und ein großer Gewinn immaterieller Art für ihr eigenes Leben zuwachsen wird.

Erwähnen möchte ich noch, dass in den rund 20 Seniorenorganisationen, die sich im Bundesverband „Alt hilft Jung" in Bonn zusammengeschlossen haben, nur 5 bis 10 Prozent Frauen engagiert sind, eine Situation, die exakt die Realität in den Betrieben widerspiegelt: in den Chefetagen sind auch nur 5 bis 10 Prozent Frauen anzutreffen. Dagegen haben sich hilfswillige Frauen in eigenen Verbänden organisiert mit dem Ziel, speziell Frauen zu helfen (z.B. im Expertinnen-Beratungsnetz Hamburg).

Fassen wir also unsere Überlegungen zusammen, dahingehend, dass ein älterer Mensch nicht gegen seinen Willen gezwungen sein sollte, einer täglichen Pflicht und Arbeit nachzukommen, dass man aber einen solchen Wunsch begrüßen und erleichtern sollte und dass, ganz generell gesprochen, die Arbeit, auch im Alter, eine der besten Möglichkeiten ist, den Tagen Inhalt und Sinn zu geben und das eigene Lebens- und Selbstwertgefühl zu steigern. Den wenigsten wird wahrscheinlich bewusst sein, dass der „Ruhestand" eine Erfindung der Neuzeit ist und früher die meisten Menschen ganz selbstverständlich bis zum Ende ihres Lebens arbeiteten, wie Horst W. Opaschowski in seinem Buch: „Leben zwischen Muss und Muße" feststellt.

Wir wollen die Arbeit als Möglichkeit aber nicht überbetonen, sondern sie lediglich an die Seite der vielen Tätigkeiten stellen, mit denen wir uns zuvor beschäftigt haben und die uns helfen können, nicht einzurosten und stehen zu bleiben: dem Lesen, Hören, Studieren, Spielen, Malen, Töpfern, Basteln, Musizieren, Reisen und den vielfältigen Kontakten zur Familie, zu Freunden und Fremden; eigentlich ist es schade, dass der Tag nicht 48 Stunden hat, damit man das alles wahrnehmen könnte!

Nichts ist unmöglich, die einzige Grenze, die ich akzeptiere, ist die Grenze meiner eigenen physischen und psychischen Möglichkeiten!

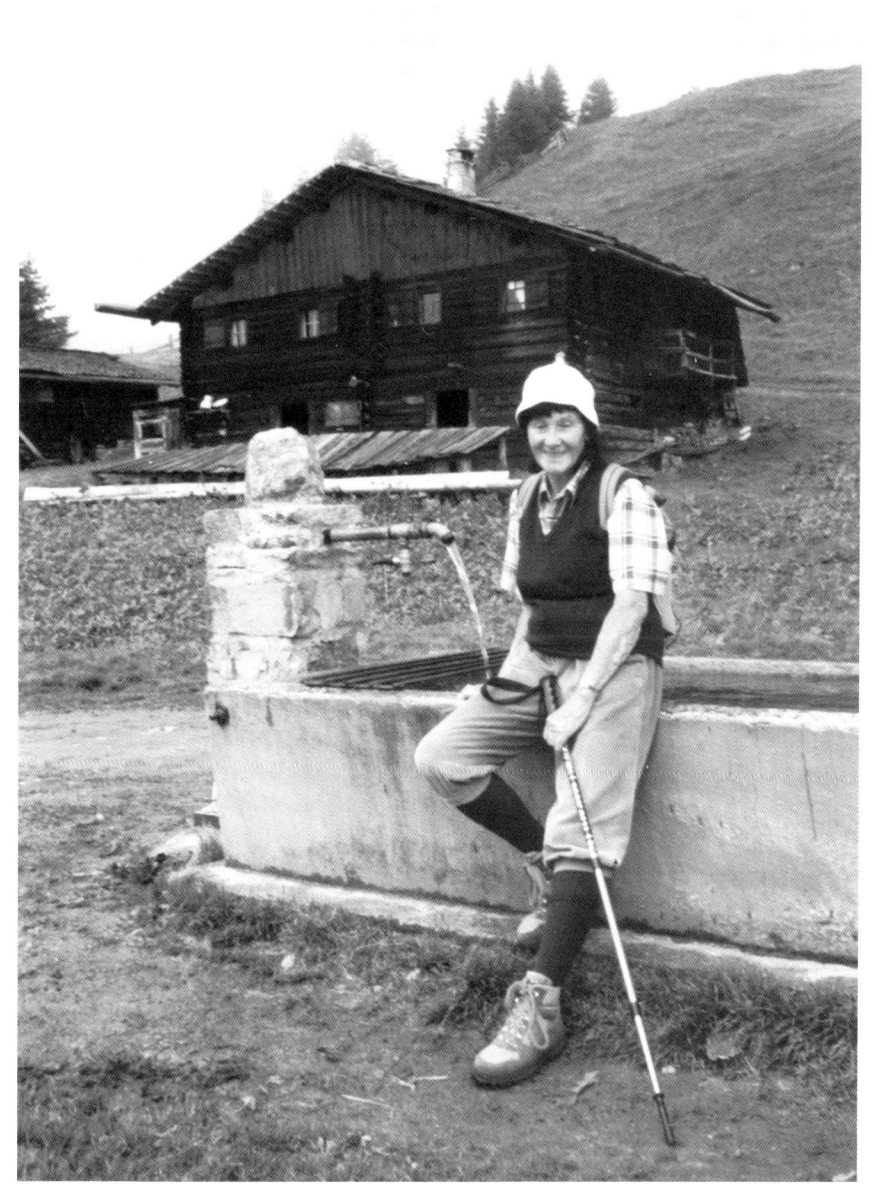

VIII. Ernährung und Gewicht

Nachdem wir nun festgestellt haben, dass es eines unserer Hauptanliegen sein sollte, unsere geistige Beweglichkeit zu sichern, keine Bequemlichkeit aufkommen zu lassen, denn es ist ja meistens nicht physisches Unvermögen, sondern eben Bequemlichkeit, die einen Vieles unterlassen lässt, was man zunächst durchaus in Erwägung gezogen hatte, werfen wir noch einmal einen Blick auf die Zusammenhänge, die zwischen den einzelnen Aspekten der Mobilität im Alter bestehen.

Wir haben ja schon angedeutet und zwischen den Zeilen gelesen, dass vieles davon abhängt, ob unsere generelle sagen wir mal: verkehrstechnische Mobilität noch gegeben ist. Können wir zu diesem Konzert hinfahren, gibt es nach jener Theateraufführung noch eine Busverbindung nach Hause? Trauen wir uns die Fahrerei und das Heimkommen im Dunkeln zu? Das hängt bis zu einem nicht geringen Grade von unserer körperlichen Verfassung ab. Wir müssen ja nicht gleich so weit gehen wie jene Gruppe älterer Damen, die, wie ich kürzlich in der Zeitung las, ein Taekwondo-Training absolvierten (und es bereits zu beachtlichen Erfolgen brachten), um nach abendlichen Veranstaltungen ohne besondere Besorgnisse auch im Dunkeln nach Hause gehen zu können!

Für weniger Robuste gibt es ja auch noch die segensreiche Einrichtung der Taxis, und wenn Sie jetzt sagen: Das ist mir dann doch zu teuer, erst das Theaterbillet und dann noch das Taxi, da möchte ich Sie daran erinnern, dass, wenn Sie Ihr Auto noch hätten oder es nutzten, die Fahrt ganz genauso teuer wäre, denn Sie werden doch sicher nicht den häufigen Fehler machen, nur den Benzinpreis zu rechnen, sondern den gesamten finanziellen Einsatz, Anschaffung, Unterhalt und Steuern und das dann auf den gefahrenen Kilometer umlegen. Da würde mancher ganz schön erstaunt sein, welche Summe da herauskäme!

Ich kannte einmal einen sehr netten Mann, ein kluger Kopf und in durchaus gehobener Stellung, auch nicht alt, der sich bewusst kein Auto leistete. Zur Arbeitsstätte ging er zu Fuß, und wenn er irgendwohin musste, bestellte er ein Taxi.

„Wieso denn teuer", pflegte er zu sagen und rechnete einem flugs vor, dass ihn ein eigenes Auto viel teurer kommen würde und im Übrigen noch weniger bequem sei. Nun ja, er war eben kein begeisterter Autofahrer, aber so viel können wir schon von ihm annehmen, dass wir uns eher

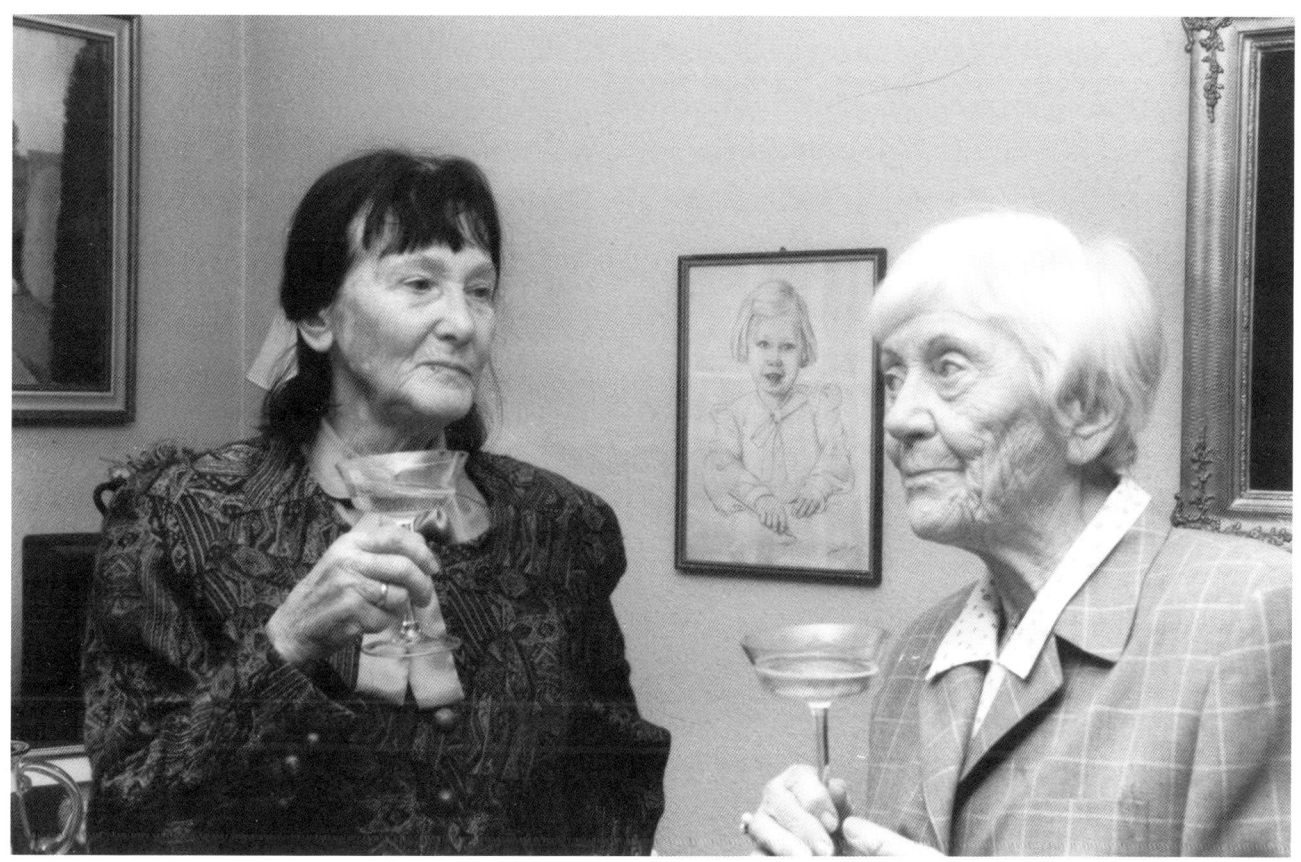

ein Taxi leisten können als ein Auto! Das wäre also die „technische" Seite, aber jetzt kommen wir nicht mehr darum herum: Wir müssen uns mit unserer körperlichen Verfassung beschäftigen, mit einer zuträglichen und gesunden Lebensweise und die beginnt eindeutig mit einer gesunden Ernährung. Immer wieder können wir lesen, was wir falsch machen: zu viel, zu fett, zu süß. Also achten wir zuerst einmal darauf, dass man uns das nicht vorzuwerfen braucht. Schauen wir uns zunächst die Größe der Portionen an. Es ist schon ein erstaunlicher Unterschied zwischen den Mengen, die verschiedene Menschen glauben, zu sich nehmen zu müssen, um bei Kräften zu bleiben! Ich esse zuweilen zusammen mit einer Frauengruppe: Die eine ist mittags mit einer kräftigen Suppe zufrieden, die andere verdrückt mühelos ein gewaltiges Ripperl mit Beilagen (wobei Letztere nicht unbedingt dick zu sein braucht – die Verwertung der Nährstoffe ist ja individuell verschieden und hat etwas mit dem Stoffwechsel zu tun). Als wir einmal in einem urigen Dorfwirtshaus alle den gleichen vollen Teller mit dem vorbestellten Schweinebraten serviert bekamen, aßen einige von den drei Bratenscheiben und den zwei Riesenklößen je eine(s), während andere freudig und mit Appetit die somit herrenlos gewordenen Bratenscheiben und Klöße zusätzlich zu ihren Portionen verzehrten.

Was für originelle Vorstellungen manche Leute von ihrer Nahrung haben, kann man auch aus folgendem kleinen Erlebnis ersehen: Unten in unserer Straße war einmal ein Metzgerladen, und in dem Metzgerladen waltete eine untersetzte, rosige und sehr rundliche Metzgersfrau. Ein Kunde monierte den breiten Speckrand am Schinken, da verteidigte sie energisch ihre Ware: „Das können Sie ruhig alles essen, ich ess das jeden Tag und hab' kein Gramm Fett am Körper, alles pures Fleisch!" und sie streckte uns einladend ihren molligen Arm übern Laden-

tisch, um uns Gelegenheit zu geben, die Qualität des „Fleisches" zu prüfen. „Na, ich weiß nicht", murmelte der verdutzte Kunde, und ich schenkte ihr ein ganz herzliches Lächeln: So viel unschuldige Unwissenheit erfüllt einen fast mit Bewunderung!

Es kommt also immer wieder auf das ‚Was' und das ‚Wieviel' an. Wenn man zum Kaffee oder Tee z. B. gern einen Kuchen nimmt, ist es auch nicht egal, ob das eine Riesensahnetorte oder ein kleines Stück Blechkuchen mit Obst darauf ist. Auch sollte man nicht ganz außer Acht lassen, dass die in die Jahre gekommene Bauchspeicheldrüse und Galle auch nicht begeistert sind, wenn man ihnen so viel Fett zumutet. Aber dagegen oder dafür hat man doch seine Pillen, nicht wahr?

Meinen Sie? Mit der nachträglichen Einnahme der Pillen bestätigen Sie ja selbst, dass Sie schon vorher gewusst haben, dass ebendiese Speise für Sie nicht zuträglich ist. Warum aber essen Sie sie dann? Ein vorübergehender guter Geschmack ist doch etwas teuer erkauft mit Magen- oder Leberdrücken und mangelndem Wohlbefinden.

Aber noch einmal zurück zu der Menge. Sie meinen, man muss doch essen dürfen, bis man satt ist. Das ganz gewiss, aber wann ist man satt? Weiß man das wirklich so genau?

Ich habe einmal eine interessante TV-Sendung gesehen, die diesem Problem gewidmet war. Man hatte eine Gruppe von Leuten eingeladen, um, wie man ihnen sagte, eine Befragung und Test über ihre Lebens- und Essgewohnheiten durchzuführen. Sie waren sagen wir einmal um 12:00 Uhr zur Aufnahme bestellt, erfuhren aber dann, dass die Sendung auf 14:00 Uhr hätte verlegt werden müssen. Sie sollten in die Cafeteria gehen und dort inzwischen etwas essen.

Um 14:00 Uhr wurden sie ins Studio gebeten und erfuhren zu ihrer Überraschung, dass die Untersuchung schon beendet sei und der Test erfolgreich verlaufen, und man zeigte ihnen einen Film, in dem sie sich alle kauend und essend als Hauptdarsteller wiederfanden. Ja, und dann wurde es spannend: Die Geschwindigkeit, mit der die Probanden die Speisen zum Munde führten, war vollkommen unterschiedlich. Während der eine langsam kaute und den nächsten Bissen erst dann auf die Gabel nahm, nachdem sein Mund leer war, aß der andere mit großer Eile und arrangierte den Nachschub bereits auf der Gabel während er kaute, ja führte sie sogar schon zum Mund, so dass er/sie unverzüglich nachlegen konnte. Die einzelnen Essvorgänge in einer gegebenen Zeit variierten erheblich. Nachdem alle ziemlich zur gleichen Zeit fertig und gesättigt waren (ein Sättigungsgefühl stellt sich bekanntermaßen nach etwa 20 Minuten ein), konnte man feststellen, dass die Schnell-

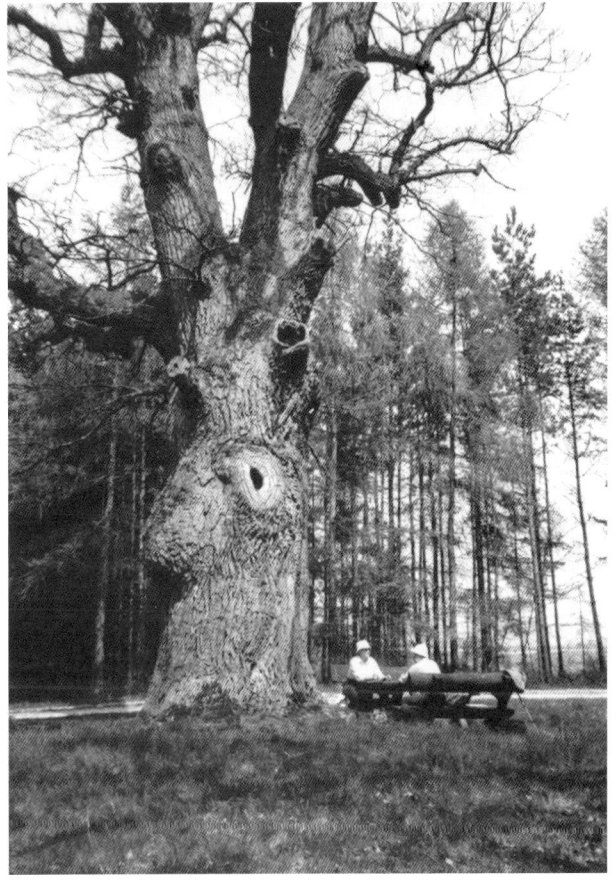

esser unter den Probanden in der gegebenen Zeit 1½ bis 2-mal so viel gegessen hatten wie die Langsamesser.

Als sie dann abschließend noch gebeten wurden, sich so nach Gruppen geordnet aufzustellen, war man doch verblüfft zu sehen, dass die Schnellesser fast alle mehr Gewicht auf die Waage brachten als die andere Gruppe. Also merken wir uns: Essen wir langsam, in kleinen Bissen, kauen wir gut und wenn sich nach den besagten 20 Minuten das Sättigungsgefühl einstellt, können wir die Tafel unbeschwert und als Sieger verlassen. Es wird ja häufig deshalb so viel gegessen, weil im Allgemeinen zu viel gekocht wird. Es ist dann „schade um den Rest", zumal die Hausfrau sich so viel Mühe gemacht hat, und aus Höflichkeit, Ordnungsliebe oder um ihr eine Freude zu machen, verschwindet der dann auch noch. Also, liebe Hausfrauen, Vorsicht! Es ist gewöhnlich eher zu viel als zu wenig. Was reichlich sein kann, ja soll, das sind vor allen Dingen Salat und Gemüse und Getränke, wenn möglich Wasser oder etwas anderes Alkoholfreies.

Ich will niemandem einen guten Schoppen – ein gutes Glas Wein – ausreden, aber man kann das ganz gut so regeln, dass man zum Essen ein Glas nimmt, weil es zu vielen Speisen eben doch am besten schmeckt und dann anschließend gegen den Durst Wasser und immer wieder Wasser.

Da ich bei abendlichen Ausgängen gewöhnlich das Fahren übernehme, habe ich diese Technik ausprobiert und kann sie nur wärmstens weiterempfehlen. Korrekterweise will ich aber auch nicht versäumen, darauf hinzuweisen, dass nicht wenige Hochbetagte ihre gute Verfassung darauf zurückführen, dass sie täglich ein Glas Wein (oder auch andere Alkoholika) getrunken hätten – wie gesagt ein Glas – und auf die gesundheitsfördernde Wirkung einer solchen Labe wird ja immer wieder einmal und nicht nur von den Weinbaubetrieben und Winzergenossenschaften hingewiesen.

Des Deutschen beliebtestes Getränk ist ja aber bekanntlich das Bier, und so ziemt es sich, dass wir ihm unsere besondere Aufmerksamkeit schenken. Ist es gesund, ist es ungesund, ein alkoholisches Getränk mit allen seinen üblen Eigenschaften?

Nun, der griechische Historiker und Philosoph Plutarch (46 – 125 n. Chr.) sagte: „Bier ist unter den Getränken das Nützlichste, unter den Arzneien das Schmackhafteste und unter den Nahrungsmitteln das Angenehmste", und eine Umfrage unter deutschen Allgemeinmedizinern ergab, dass 81 Prozent davon überzeugt sind, dass ein bis zwei Bier pro Tag den Lebensabend „verschönern" helfen. Es kommt eben wie überall auf die Menge an.

Interessant ist, dass Frauen dem Bier nicht so viel abgewinnen können wie Männer. Zwei Drittel sagen, dass Bier ihnen „nicht schmeckt", viele halten es für „zu bitter". Ein Drittel überschätzt den Alkoholgehalt des Bieres bei Weitem. Ich selbst gehöre auch zu den zwei Dritteln, denen das Bier nicht so gut schmeckt, muss aber sagen, dass es Situationen gibt, in denen Bier unvergleichlich ist, nämlich wenn man wirklich einen Riesendurst hat, z. B. am Abend nach einer sportlichen Anstrengung, wie Skilaufen, Wandern oder Ähnlichem. Es löscht den Durst weit besser als Säfte, hat nicht so viel Kohlensäure wie Sprudel und enthält nicht so viel Alkohol wie Wein. In oben geschilderter Situation, vor allem am Abend eines langen Wandertages, erfrische ich mich gern mit einem schönen Weizenbier, das ja auch eine Reihe von Inhaltsstoffen aufweist, die dem Körper nach einer Anstrengung gut tun. Nebenbei bemerkt ist Bier auch (fast) noch die preiswerteste Art, seinen Durst zu löschen! Übrigens finde ich auch, dass alkoholfreies Bier nicht zu verachten ist und weit besser als sein Ruf.

An dieser Stelle möchte ich auch noch einmal ganz generell auf die Bedeutung des Trinkens und einer ausreichenden Flüssigkeitsaufnahme gerade bei älteren Menschen hinweisen. Die verheerenden Folgen eines unausgeglichenen Flüssigkeitshaushaltes sind viel zu wenig bekannt. Aus eigener Erfahrung wurde mir das wieder bewusst, als vor einiger Zeit ein alleinlebender alter Bekannter in seiner Wohnung ganz apathisch und verwirrt aufgefunden wurde. In der Klinik wurde als Ursache seines desolaten Zustandes Flüssigkeitsmangel festgestellt, der auch schon zu Gewichtsabnahme und Sehstörungen geführt hatte. Es ist ja das Dilemma, dass viele ältere Menschen keinen Durst empfinden und deshalb das Trinken „vergessen". Es empfiehlt sich deshalb, täglich über die Menge der aufgenommenen Flüssigkeit wenigstens im Kopf „Buch zu führen", und wenn sich am Abend herausstellt, dass zu den angestrebten 2 Litern noch Erkleckliches fehlt, eine kleine Kanne Kräutertee „nachzuschieben". Besser wäre es natürlich, schon am Nachmittag daran zu denken, damit man nicht nachts von der vollen Blase geweckt wird.

Erwähnen sollte man auch die hervorragenden Eigenschaften der Milch als Getränk. Eine an 54 Altenheimbewohnern durchgeführte Studie ergab z. B. dass schon mit ½ Liter pro Tag eine auffallende Stärkung des Immunsystems erzielt werden konnte.

Und jetzt fragen Sie vielleicht, was ich von einer – gelegentlichen – Diät halte. Eigentlich gar nichts, wenn sie nicht medizinisch begründet und vom Arzt verordnet ist. Es bringt einfach nichts, sich in Wochen ein paar Kilo auf die eine oder andere Weise herunterzuhungern, um erleichtert nach dem letzten Blick auf die Waage mit neuem Schwung in die nächste Essrunde einzusteigen und die alten Essgewohnheiten wieder aufzunehmen. In der Gleichmäßigkeit und ständigen Mäßigkeit liegt der Dauererfolg begründet, wobei Sie – ich versichere es Ihnen – niemals irgend-wie darben oder hungrig vom Tisch aufstehen müssen. Auch ist einem so gesundheitsbewussten Esser keineswegs das Gefühl einer großen Lust auf die eine oder andere Speise fremd, und er genießt es genauso, diese Lust zu befriedigen. Aber es kommt eben auf das Wie und Was an und – wie schon gesagt – häufig eben auch auf die Menge.

Gerade die Mäßigkeit – erlauben Sie, dass ich das noch einmal wiederhole – spielt ja für die Gesundheit eine immens wichtige Rolle, und es ist kein Zufall, dass die überwiegende Mehrzahl einer über ihre Lebensumstände befragten Hundertjährigen auf ein Leben mit harter Arbeit und in bescheidenen Verhältnissen hinwies.

Gewissermaßen bestätigt werden diese Erkenntnisse durch neue Forschungsergebnisse. Britische Wissenschaftler haben bei Tierversuchen herausgefunden, dass eine konsequente Reduzierung der täglichen Kalorienaufnahme einen direkten Einfluss auf die Vitalität bis ins hohe Alter hat. Und zwar hatte man zwei Gruppen von Ratten untersucht. Die eine Gruppe konnte essen, so viel sie wollte, die andere be-kam eine kalorienreduzierte Nahrung. Die Versuchstiere, die sich häufig überfressen hatten, erreichten höchstens das normale Durchschnittsalter, die andere Gruppe, die kalorienreduzierte Nahrung erhalten hatte, machte nicht nur einen viel „jugendlicheren" Eindruck, sondern erreichte auch ein weit höheres Alter. Auch die Neigung, an Krebs zu erkranken, war geringer als bei den unkontrolliert fressenden Tieren. Jetzt sollen diese Erkenntnisse im Rahmen einer großangelegten Studie an Menschen überprüft werden.

Sicher, Ratten sind keine Menschen, aber sie sind wie wir Säugetiere, und es spricht nichts dagegen, dass diese Beobachtungen auch für uns gelten könnten.

In die gleiche Richtung zielt eine Untersuchung, die dem „The New England Journal of Medicine" entnommen ist. Das Resultat der Testreihen würde auf einen kurzen Satz reduziert etwa so lauten: Extremes Übergewicht verkürzt eindeutig das Leben.

Als sogenanntes „Idealgewicht" galt allgemein immer die alte Faustregel: Soviel Zentimeter, wie man über einen Meter mißt, darf man in Kilogramm wiegen. Neuere Erkenntnisse brachten eine Korrektur dahingehend, dass man tunlichst 15 Prozent weniger als dieses „Idealgewicht" haben sollte.

In den Versuchsreihen, die in dem oben zitierten Artikel dargestellt werden, wurde ermittelt, dass sich das Mortalitätsrisiko etwa parallel zum Körpergewicht leicht erhöht, wobei ein leichtes Übergewicht noch kein markantes Risiko darstellt, dass aber bei starkem Übergewicht das Mortalitätsrisiko drastisch ansteigt und zwar sowohl als Folge der Fettsucht als auch noch deutlicher – wenn man Herz-Kreislauf-Erkrankungen als direkte Todesursache gesondert betrachtet.

Der Körpermasse-Index ist hier definiert als die Masse in kg geteilt durch das Quadrat der Größe in Metern. Eine 1,7 m große Person, die 80 kg wiegt, hätte demnach einen Körpermasse-Index von $80 : 1,7^2 = 27,7$, wobei heute ein Körpermasse-Index von 21 bis 27 als erstrebenswert gilt.

Ich zitiere: Entgegen der weit verbreiteten Annahme, dass eine Gewichtszunahme über die Jahre normal ist und kein wesentliches Risiko darstellt, fand man hier, dass eine Gewichtszunahme von mehr als 10 kg die Mortalitätsrate deutlich ansteigen lässt. Die heute gültigen Richtlinien sollten deshalb mit dem Alter keine größere Gewichtszunahme als 10 kg erlauben. Die Studie zeigte weiter, dass Frauen mittleren Alters am besten abschnitten, wenn sie mindestens 15 % weniger wiegen würden, als sie dies heute im Schnitt tun, also definitiv weniger als das sogenannte „Idealgewicht".

Wir fassen also zusammen: geringere Kalorienzufuhr (bei ausgeglichener Vollwertkost) hält bis ins Alter jung (und beweglich) und man sollte deutlich weniger wiegen als sein sogenanntes Idealgewicht.

Wir erreichen das, indem wir uns viel bewegen, nicht zu viel und langsam essen, gut kauen, wenig Fleisch und Fett und dafür reichlich Gemüse, Obst, Salate, Fisch und Getränke zu uns nehmen. Letztere sind auch ein gewisses Problem, denn deckt man seinen Bedarf mit Tee oder Kaffee, wandert nur zu leicht in jede Tasse ein Löffel Zucker und nimmt man Saft, ist der Zucker sowieso schon drin. Also Vorsicht!

Ein Wort noch zum Rauchen! Dass Nikotin außerordentlich schädlich und der Hauptverursacher des Lungenkarzinoms ist, ist allgemein bekannt. Darüber hinaus hat es verheerende Wirkungen auf die Haut. Laut Gesetz muss auf jeder Packung Zigaretten auf diese gesundheitsschädigende Wirkung hingewiesen werden, was die Raucher aber wenig stört. Ich möchte deshalb auf das Rauchen hier nicht näher eingehen, weil es eine Sucht ist und als Sucht eine Krankheit, so dass weise Ratschläge gar nichts bringen. Es mag aber eventuellen Rauchern unter den Lesern vielleicht doch einen kleinen Anstoß und Lichtblick geben, wenn ich auf die deutlich verringerten Risiken beim Genuss von sogenannten Leichtzigaretten hinweise, die durch Versuchsreihen bestätigt werden konnten. (Ich las aber auch schon von anderen Untersuchungen mit weniger optimistischen Beurteilungen.) Ich denke, dass es für einen Raucher leichter wäre, von schwer auf leicht umzusteigen als aufzuhören.

Darüber hinaus habe ich noch zwei tröstliche Nachrichten für die Raucher: Neueste Forschungen haben angeblich ergeben, dass Raucher weit weniger von der Alzheimer'schen Krankheit betroffen sind (aber mir kommt das vor wie die Wahl zwischen Scylla und Charybdis!) und als absolute Ausnahme, die ja bekanntlich die Regel bestätigt, die Information, dass der Vater des Internationalen Turnfestes „Gymnaestrada" Johan Heinrich François Sommer, der am 2. Januar 1885 geboren wurde, am 6. Februar 1986 im Alter von 101 Jahren starb und das als Kettenraucher, der sich noch „vor dem Frühstück die erste Zigarette ansteckte". Aber bitte, nehmen Sie sich ihn nicht zum Vorbild oder wenn doch, dann bleiben Sie bis in dieses Alter ein aktiver Turner, so wie er.

Auch die seinerzeit „älteste Frau der Welt", die Französin Jeanne Calmet aus Arles, war Raucherin; an ihrem 118. Geburtstag nämlich las ich, dass sie stolz darauf wäre, ein Jahr auf das Rauchen verzichtet zu haben. Sie starb übrigens im Alter von 122 Jahren.

Wenn wir also so auf unsere Ernährung achten und unser Gewicht halten (wobei ich von dauerndem Wiegen überhaupt nichts halte, man merkt ja an Rock oder Hosenbund sowieso, woran man ist), so haben wir schon eine hervorragende Grundlage für alle weiteren Aktivitäten, denn je weniger Pfunde wir herumzuschleppen haben, desto leichter sind wir auf den Füßen, desto weniger Arbeit hat unser Herz, desto dankbarer sind unsere Gelenke!

Schlank und rank wie wir uns also jetzt fühlen, betreten wir die große Arena: die Welt des Sports!

IX. Senioren treiben Sport

1. Gehen – Walking – Jogging

Sport für ältere oder gar für alte Menschen, werden Sie vielleicht jetzt sagen, ist das nicht etwas übertrieben? Gymnastik ja, aber Sport? Aber gewiss nicht, wir reden ja nicht von Leistungssport und niemand erwartet von uns irgendwelche Rekorde, obwohl es auch das gibt, z. B. Deutschlands ältesten Marathonläufer, der erst mit 74 Jahren mit dem Langstreckenlauf begann und mit 81 Jahren seine Bestzeit bei einem 100-km-Lauf erzielte. Nein, wir stellen nur fest, dass Sport für die „jungen Alten" wie auch für die „alten Jungen" lebensnotwendig ist, ein rechter Jungbrunnen und ein wichtiges Hilfsmittel zur Bewahrung der Gesundheit und zur Steigerung des Wohlbefindens. Es gibt bestimmt genügend Sportarten, um für sich selbst das Passende herausfinden zu können.

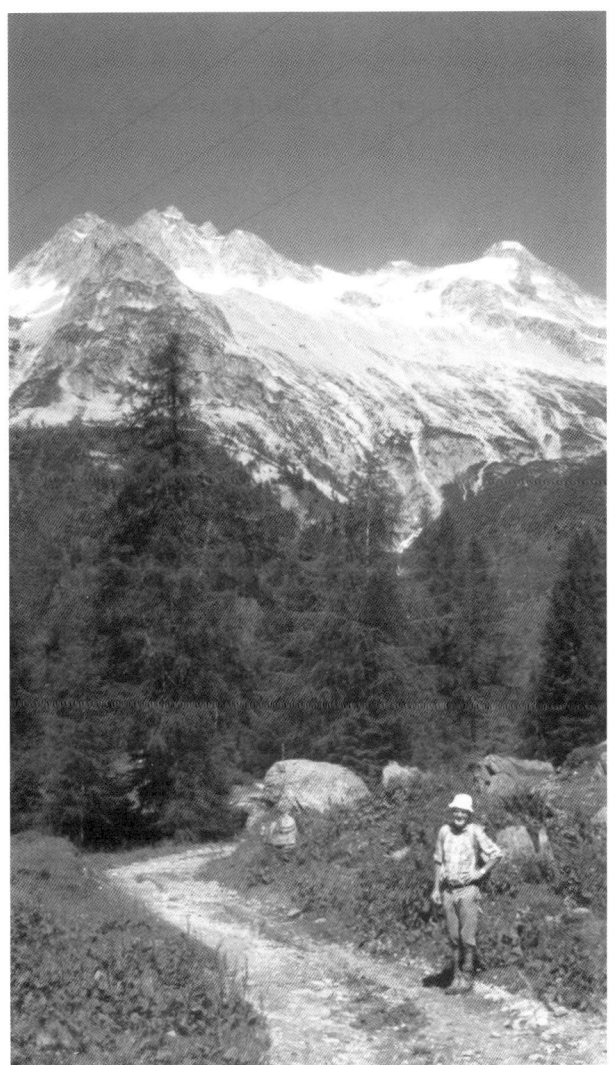

Und „Sport" ist ja eben auch nicht nur „Sport"! Vergegenwärtigen Sie sich einmal, welchen breiten Raum der Sport in seinen vielfältigen Möglichkeiten in der heutigen Gesellschaft einnimmt! Verfolgen Sie die Nachrichten, schauen Sie in die Magazine und Illustrierten oder ins abendliche TV-Programm: Am Sport teilnehmen heißt am Leben teilnehmen!

Ja, Sport ist wichtig, bestimmt in erstaunlichem Maße das gesellschaftliche Leben, prägt das persönliche Image und Selbstverständnis. Das werden Sie selbst erfahren oder erfahren haben, wenn Sie Ihre Laufschuhe anziehen, in Ihren Langlaufanzug schlüpfen oder in einem gut sitzenden Badeanzug ins Schwimmbecken steigen. Es gibt einem einfach ein gutes Gefühl, schließt einen a priori in die Gruppe der aktiven, fröhlichen Jungen ein. Und was ist unser Ziel?

Wichtig ist vor allem, überhaupt mit etwas anzufangen, etwas zu tun. Aber denken wir zunächst einmal an alle diejenigen, die so weise waren, ihr Leben lang Sport zu treiben. Es gibt eine ganze Reihe von Sportarten, die man, wenn man sie in der Jugend angefangen hat, sehr lange und auch noch im Alter betreiben kann. Dazu würde ich in erster Linie Tennis und Golf zählen, auch Skilaufen und Bergsteigen und natürlich alle die einfacheren Sportarten, auf die wir im Einzelnen noch zu sprechen kommen werden. Wenn man also immer schon Tennis oder Golf gespielt hat, Ski gelaufen ist oder auf die Berge gestiegen ist, geht das wirklich fast das ganze Leben – wenn man einigermaßen gesund bleibt.

Gerade schrieb mir eine alte amerikanische Freundin, dass sie zu ihrem großen Kummer mit Golf aufhören müsste, was sie bis dahin dreimal die Woche betrieben hatte, weil sie eine Arthrose im Knie doch zu sehr behindere – dies im Alter von nahezu 90 Jahren. Aber Schwimmen ginge sie natürlich noch jeden Tag! Glückliches Florida-Klima!

Golf und Tennis sind darüber hinaus auch Sportarten, die Partner erfordern, ein Clubleben anbieten, also auch vom gesellschaftlichen Aspekt her als sehr empfehlenswert angesehen werden müssen. Aber natürlich werden diese Sportarten schon aus finanziellen Gründen nicht für jedermann in Frage kommen. Ich spiele keines von beiden und komme mit anderen sportlichen Möglichkeiten auch gut zurecht.

Vielleicht gehört der eine oder andere Senior auch zu einem Ruderteam, das immer noch aktiv ist oder zu einer Fußballseniorenmannschaft, die immer noch kickt, aber das ist eher eine Ausnahme und immer mit dem Beiwörtchen „noch" versehen. „Noch" zu Pferde ist auch ein 80-Jähriger, der anlässlich dieses runden Geburtstages auf der Lokalseite der Zeitung vorgestellt wurde: „Egal ob ich müde bin oder mal Schmerzen habe, wenn ich auf dem Pferd sitze, bin ich glücklich", meinte er.

Wirklich problemlose Sportarten, die eine geringe oder praktisch keine Unfallgefahr mit sich bringen und ohne jede Altersbeschränkung für alle Senioren, Männer wie Frauen, gleichermaßen geeignet sind, sind Radfahren, Schwimmen, Gehen bzw. Laufen und falls schon Grundkenntnisse vorhanden sind, Skilanglauf.

Von diesen wiederum ist das Radfahren vielleicht noch das Riskanteste. Das Auf- und Absteigen, die Einschätzung des eventuell vorhandenen Straßenverkehrs, das Halten der Balance bei Steigungen bzw. Gefälle stellen schon gewisse Anforderungen, die ein Maß an körperlicher Gewandtheit und psychischer Präsenz voraussetzt, das über dem Durchschnitt liegt. Viele ältere Menschen geben das Radfahren auf, weil sie keinen Radweg in der Nähe

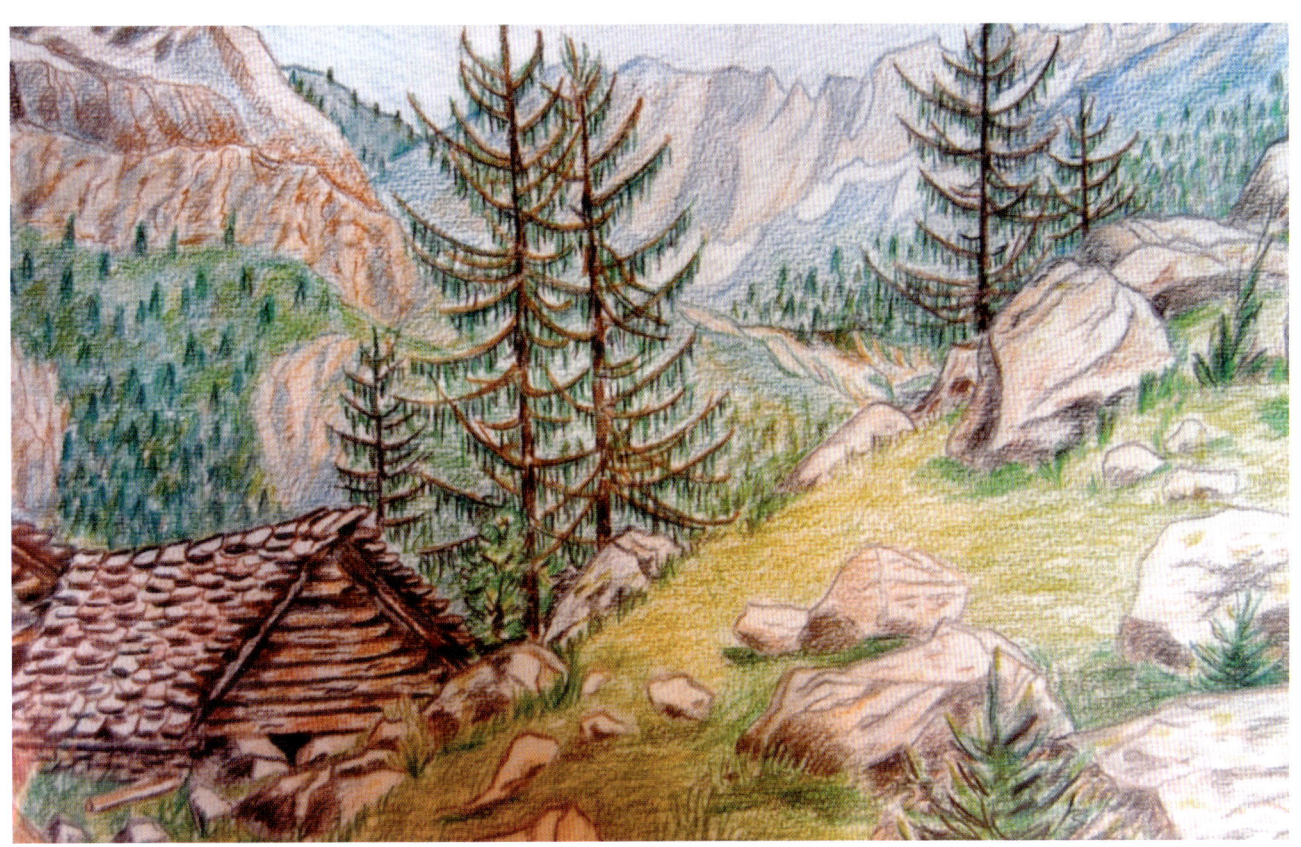

ihrer Wohnung haben und die Anfahrt durch den normalen Straßenverkehr ihnen zu gefährlich erscheint. Da brachte mich neulich eine ältere Dame auf eine wie ich meine sehr gute Idee bzw. verriet mir ihre Lösung. Sie sagte: „Durch den Verkehr fahre ich nicht mehr, aber auf ebenen Radwegen den Fluss entlang, das wollte ich nicht missen. Da bin ich einfach mit meinem Auto zum Fahrradhändler gefahren und hab' gesagt: Ich möchte ein Rad, das so leicht ist, dass ich es hantieren und heben kann und so klein, dass es hinten in mein Auto passt – und jetzt habe ich so ein Rad und fahre einfach zu einem Parkplatz in der Nähe eines Radweges und das klappt prima". Genauso gut sind sicher auch Halter hinten am Auto, aber auf jeden Fall bleibt das Problem des Hebens des Rades. Aber fangen wir doch mit dem Allereinfachsten und Allernatürlichsten an: mit dem Gehen. Der Mensch ist dazu gemacht, sich auf seinen Beinen fortzubewegen, zu gehen, und wenn man liest, dass unsere frühen Vorfahren täglich 20 bis 30 km zurücklegen mussten, um die Nahrung für den Tag zusammenzubekommen, dann weiß man auch warum. Das Gehen ist also unsere vorbestimmte und wichtigste Bewegungsart, und wir müssen schauen, dass wir sie so viel wie möglich nutzen. Unsere Urururururahnen brauchten noch kei-

nen Sport, sie gingen, um Nahrung zu suchen, sie rannten, um eine Beute einzuholen oder vor einem Tier zu flüchten, sie stiegen auf Bäume, um Nüsse und Früchte herunterzuholen und sie saßen auf dem Boden, um sie zu verzehren.

Wir brauchen den Sport, um alles das wiedergutzumachen, was wir durch die kulturelle und industrielle Entwicklung an Bewegungsmöglichkeiten verloren haben.

Der heutige Mensch ist ja natürlichen Bewegungsabläufen so entfremdet, dass er nur noch auf künstliche Bewegungsanreize anspricht: Der gleiche Mensch, der automatisch den Lift nimmt, um auch nur in das erste oder zweite Stockwerk zu gelangen, strampelt sich am Abend im Fitnessstudio ab, um seine Beinmuskulatur zu kräftigen. Genauso funktioniert es, wenn dem Nebenmann etwas herunterfällt – man bückt sich so zögerlich, dass man hoffen kann, dass der andere sein verlorenes Hab und Gut ergriffen hat, ehe man auch nur eine angedeutete Schräglage erreicht hat. Aber abends dann im Fitnessstudio geht's immer auf und ab, auf und ab, denn das kräftigt die Rückenmuskulatur.

Überhaupt die Fitnessstudios! Ein blendendes Geschäft, und sie sollen ja vor allem, wie man hört, „schöne Körper" hervorbringen, das heißt also sichtbare Muskelpakete, und vielleicht geht es hier auch gar nicht so sehr um die Gesundheit, sondern wirklich viel mehr um das gute Aussehen, das ja, wie ich den einschlägigen Informationen entnehme, nicht nur bares Geld wert ist, sondern absolute Voraussetzung, um ein einigermaßen zufriedenstellendes Leben führen zu können. Aber Spaß beiseite, für manchen Großstädter, der es weit zu irgendeinem Sportplatz oder Park oder gar Wald hat, mag es eine gute Möglichkeit sein, seinen Bewegungsmangel am Arbeitsplatz auszugleichen, aber mich würde schon der Gedanke an die Qualität der Luft, die ich bei erhöhter Belastung dort einatmen muss, abschrecken. Auch kann ich mit dieser mechanischen und genormten Art, den Körper in Schwung zu bringen, nichts anfangen, aber das ist sicher Geschmackssache.

Und gerade die Luft, da wir schon einmal bei diesem Thema sind, ist ja für unsere Gesundheit überaus wichtig. Und das Atmen, das richtige Atmen! Ich frage mich manchmal, ob der reduzierte Zustand, in dem sich viele Ältere befinden, nicht etwas mit dem Mangel an Sauerstoff zu tun hat, den sie vermutlich haben. Denn wenn man sich wenig bewegt, ist die Atmung wenig ausgeprägt, es wird wenig Luft aufgenommen, zudem meistens verbrauchte Luft, denn während der bei uns häufig 6 Monate andauernden unfreundlichen Jahreszeit halten sich ältere Leute vorwiegend in geschlossenen Räumen auf. Wie können da die Organe mit ausreichend Sauerstoff versorgt sein, wieso sollten sie bestens funktionieren?

Ich fragte einmal eine sehr agile und reizende alte Dame, auf was sie ihre große geistige und körperliche Rüstigkeit zurückführe – denn Sport hatte sie meines Wissens nie betrieben. Da verriet sie mir, dass sie vor vielen Jahren eine Atemschule mitgemacht hätte und seitdem am Morgen immer ein paar Atemübungen mache: Langsam die Arme heben, über dem Kopf die Hände falten und die Handflächen nach oben drehen, dabei einatmen – am offenen Fenster natürlich – die Luft in dieser Stellung anhalten, sagen wir mal bis 6 zählen, die Arme senken und ein paar Takte ausatmen, und das ganze 6- oder 10-mal wiederholen. Diese einfache Methode der bewussten Sauerstoffaufnahme hat mir sehr eingeleuchtet, und ich habe sie sofort übernommen. Sehr gut wäre es natürlich, eine solche Übung in freier Natur, etwa im Wald zu machen, aber da kommen wir später sowieso noch hin.

Der Sauerstoff ist für alle unsere Organe lebenswichtig und je mehr wir davon aufnehmen desto besser. Die Durchblutung wird angeregt, der Stoffwechsel, der Kreislauf, alles funktioniert besser, wir haben eben „mehr Luft".

Aber wir sind ganz vom Thema abgekommen, wir wollten uns ja noch etwas mit dem Gehen befassen. Nicht nur ist das Gehen, wie wir festgestellt haben, unsere ureigenste und gesündeste Fortbewegungsart, ich persönlich habe es auch als probates Mittel gegen vielerlei kleinere Unpässlichkeiten ausprobiert und schätzen gelernt.

Druckgefühle im Magen- und Leberbereich, Kopfschmerzen, Kreislaufprobleme als Wetterfolge, gegen alles das finde ich ein langsames Gehen in guter Luft, wenn man sich nicht zu weit von seiner Wohnung entfernen will, auch ein langsames Auf- und Abgehen im Garten, im Hof, hinter dem Haus, sehr dienlich. Ich habe schon oft solche kleineren Unbefindlichkeiten in Ordnung gebracht, indem ich einfach so lange hin- und hergegangen bin, bis mir besser war. Wie das funktioniert, kann ich Ihnen nicht verraten, aber Hauptsache erfolgreich und ein so einfaches Mittel auszuprobieren und anzuwenden, kostet ja nichts und beinhaltet kein Risiko.

Das gleiche Phänomen habe ich bei einer mehrtägigen Wanderung erfahren: Der Starttag stand fest, ich musste auf eine „Mitläuferin" Rücksicht nehmen und konnte ihn nicht verschieben, aber das Unglück wollte es, dass ich mich noch immer nicht recht von einer Virusgrippe erholt hatte, die schon Wochen zurücklag.

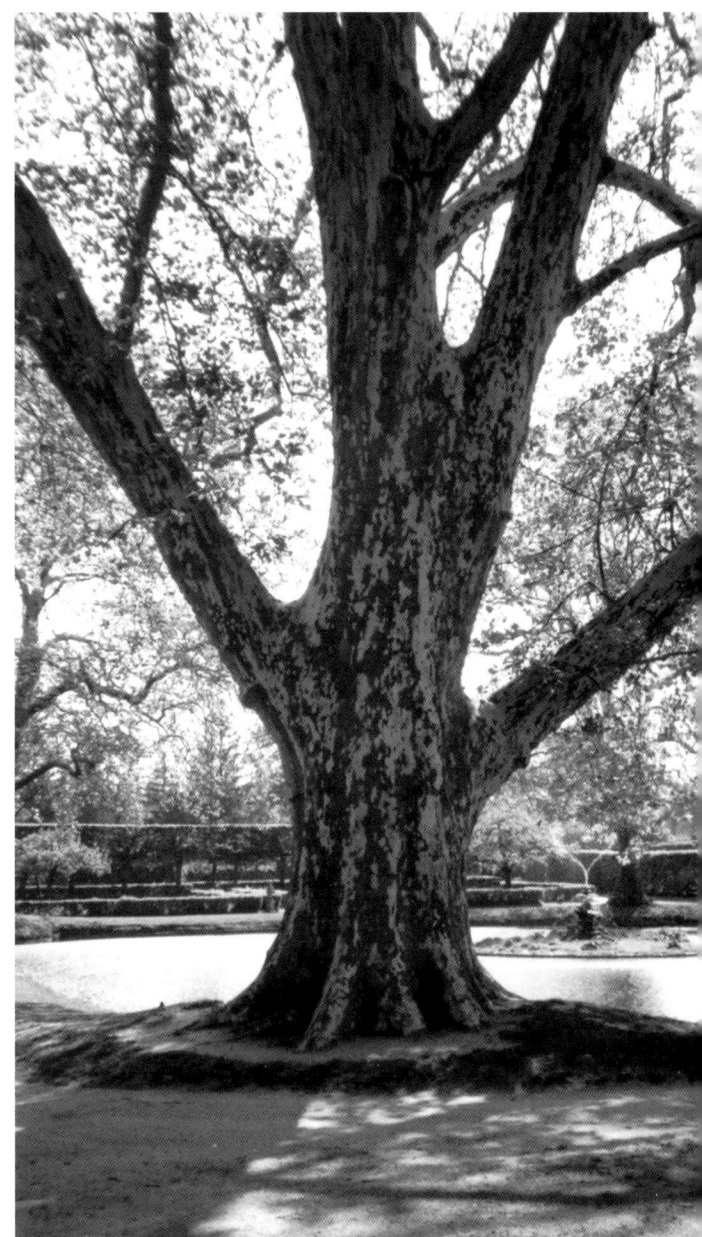

Mit einigen Bedenken packte ich meine Sachen zusammen und zog sehr skeptisch los. Meiner Begleiterin sagte ich, dass ich erst sehen müsse, ob es überhaupt ginge und sie damit rechnen müsse, dass wir schon am nächsten oder übernächsten Tag wieder zu Hause wären.

Am Abend, nachdem wir 28 km gegangen waren, ohne dass ich aufgeben musste, war ich entschlossen, wenigstens die 3 oder 4 Tage durchzustehen, die ich zur Vorbereitung einer Gruppenwanderung benötigte. Nach 4 Tagen rief ich meinen Mann an, der sich um mich sorgte, und teilte ihm mit, dass es mir schon viel besser ginge und ich auf jeden Fall die geplanten 7 Tage abschließen würde. Nach 7 Tagen kam ich vollkommen normal und wiederhergestellt zu Hause an. Wir waren 200 km gegangen!

Wie wichtig das Gehen schon immer war, kann man auch aus dem allgemein üblichen Willkommensgruß: Wie geht's? ersehen. Man fragt ja nicht: ‚Wie liegt's' oder ‚wie sitzt's' und ‚wie steht's', Letzteres höchstens bei Fußballspielen, Prozessen und anderen Projekten, nein, man fragt: wie geht's? Und die Antwort lautet: Danke, es geht gut! Denn solange man geht, geht es eben gut. Ob sich diese Theorie sprachwissenschaftlich halten lässt, ist eine andere Frage, aber ich finde, sie hat viel für sich. Der Volksmund erfindet seine Worte ja nicht zufällig, sondern sie sind eher „maßgeschneidert". Denken wir z. B. einmal an das Wort „hinfällig". Wenn ein Mensch alt wird, fällt er leichter mal hin, er wird also „hinfällig", das heißt alt und schwach. Und so gebrauchen wir das Wort, ohne an seinen Ursprung zu denken.

Also, der erste Schritt zu einer sportlichen Lebensführung ist das Gehen. Wenn man sich dem Zeitgeist nicht zu widersetzen vermag, kann man es auch in Form von „Walking" betreiben, dann ist man zusätzlich auch noch „in"! „Walking", das ja natürlich auch nur „Gehen" heißt, unterscheidet sich von ganz normalem Gehen durch die Intensität, mit der es betrieben wird. Es hat also nichts mit „Wandern" zu tun, sondern könnte eher der Leichtathletik zugerechnet werden als eine Art Konditionstraining bzw. Ausdauersport. Die Schritte beim „Walking" sollen locker und natürlich sein, die Füße sollen mit der Ferse aufgesetzt und über die Sohle abgerollt werden. Auffallend ist der verstärkte Armeinsatz, etwa wie beim Skilanglauf.

Angenehm ist, dass man für „Walking" keine teuren Ausrüstungsgegenstände braucht, sondern lediglich einen Jogging- bzw. Trainingsanzug und ein Paar Lauf- oder Joggingschuhe. Aber um die kommen wir bei unserem Plan, etwas sportlicher zu leben, sowieso nicht herum. Empfohlen wird, soweit nicht noch andere Sportarten betrieben werden, 3-mal pro Woche beim Walking Kreislauf und Muskeln in Schwung zu bringen. Das ist natürlich eine Idealvorstellung, die wohl kaum erfüllbar ist, weil man, wenn man nicht am Stadtrand wohnt, An- und Abfahrten und den Transport als Zeit- und Kostenfaktor dazurechnen muss, denn „Walking" in einer Großstadtstraße macht ja keinen Sinn. Bei exakter Durchführung sollten Sie auch ans Pulsmessen denken: Es soll ein Belastungspuls von 180 Schlägen pro Minute minus Lebensalter ($\pm$ 10) erreicht werden. Wenn Sie lange keinen Sport getrieben haben und/oder über 40 Jahre sind, fragen Sie vor Trainingsbeginn Ihren Arzt.

Ihre Krankenkasse hält ein Merkblatt mit Anleitungen bereit. In Stadtwäldern und Parks findet man gelegentlich schon ausgeschilderte „Walking-Parcours" mit vorgegebenen „Pulskontrollpunkten". Wichtig erscheint mir nicht so sehr die Dauer und Häufigkeit der Übungen, sondern die Regelmäßigkeit. Diese ist sowieso das A und O bei allen sportlichen Übungen.

Gehen oder Walking – beides soll uns recht sein. Was ist aber nun mit dem Jogging? Ist das nicht viel gesünder? Ich würde auch hier sagen: jein. Ich lese gewohnheitsmäßig alles, was darüber so geschrieben wird und habe festgestellt: es gibt genauso viel Befürworter wie Gegner. Wenn man eine schöne nicht befestigte Strecke in seiner Nähe hat, über eine entsprechende Grundkondition verfügt und sich auch nicht vor freilaufenden Hunden und etwaigen Parkstrolchen fürchtet, ist es sicher ein ausgezeichnetes Ausdauertraining, aber z. B. für alleinlaufende Frauen auch ein gewisses Risiko, und für alle miteinander steht fest, dass es eine weit größere Belastung der Gelenke mit sich bringt als eben Gehen oder Walking. Und gerade mit seinen Gelenken soll man ja äußerst sorgsam umgehen, denn merke: Der Mensch ist so alt wie seine Gelenke, will sagen deren Funktion.

2. Das Sportabzeichen

Etwas anderes ist es natürlich, auf einer präparierten Bahn zu laufen, wie z. B. auf einem Sportplatz. Wenn Sie nicht in einem Sportverein Mitglied sind, sind Sie wahrscheinlich seit Ihren Schultagen nicht mehr auf einem Sportfeld gewesen. Aber es spricht nichts dagegen, diese vernünftige Gewohnheit wieder aufzunehmen. „Wozu?" werden Sie vielleicht fragen. Nun, ganz einfach, um wieder einmal das Sportabzeichen zu machen zum Beispiel. „Um Himmels willen, das Sportabzeichen!", höre ich Sie rufen, „das habe ich das letzte Mal gemacht, als ich 14 war und ich bin ja auch gar nicht trainiert!"

Eben drum, meine ich, und Sie werden überrascht sein, dass es gar nicht so schwer ist, wie Sie meinen: Fünf Übungen werden Ihnen abverlangt. Erstens Laufen, und da gibt es Kurz- und Langstrecken. Mein Rat ist: Versuchen Sie's gar nicht erst mit den Kurzstrecken, aber die Zeit für die 1000 Meter, die bekommen Sie sicher hin, wenn Sie während des Jahres hin und wieder mal ein paar Runden drehen. Man ist das Laufen (oder Rennen wie Kinder es machen) eben nicht mehr gewöhnt, nur, was man ständig übt, geht leicht. Zweitens: Springen – es gibt Hoch-, Weit- und Standsprung. Mein Rat ist: Wählen Sie

Standsprung, zu deutsch vom Absprungbrett mit beiden Füßen so weit Sie kommen in die Sandgrube springen. So ist die Aussicht, sich den Fuß zu verstauchen, denkbar gering und die Aussicht, weit genug zu kommen, groß, denn die Anforderungen richten sich ja nach dem Lebensalter.

Noch 1987 hörte die Bewertungstabelle mit „ab 55 Jahre" für Frauen und „ab 60 Jahre" für Männer auf, und ich ärgerte mich sehr über diese Ungerechtigkeit, war ich doch schon etliches darüber und sollte die Leistungen einer 55-Jährigen erbringen. Als ich einige Jahre später die Idee, das Sportabzeichen zu machen, wieder aufgriff, war ich überrascht und erfreut zu sehen, dass die höchste Altersstufe jetzt für Männer und Frauen „75 und darüber" lautete. Und als ich mich den 80 näherte und die Idee, das Sportabzeichen zu machen, noch immer nicht aufgegeben hatte, unternahm ich einen Vorstoß mit dem Ziel, auch diese Altersmarke entsprechend zu berücksichtigen, und zu meiner großen Freude heißt die letzte Spalte jetzt: Frauen bzw. Männer ab 80 Jahre!

Aber zurück zu unserem Sportabzeichen. Die 3. Übung ist Kugelstoßen oder Schlagballweitwurf. Habe ich schon in der Schule nicht gekonnt und andere Leute anscheinend auch nicht, denn es gibt eine Ersatzleistung, nämlich Schwimmen.

Falls Sie also auch kein Experte im Kugelstoßen sind, dann wählen Sie Schwim-men. Das kann ja praktisch jeder und die geforderten Zeiten liegen im Rahmen des Möglichen.

Die 4. Übung ist dann Schwimmen. Da wir also sowieso schon im Schwimmbad sind, können wir das gleich auf einmal erledigen. Bleibt also nur noch die 5. Übung, die Dauerleistung, und da haben Sie die Auswahl. Man kann Laufen, Schwimmen, Radfahren, Skilanglauf und neuerdings auch Wandern: 10 km in 2 Stunden.

Herzlichen Glückwunsch, Sie haben's geschafft! Gelt, Sie hätten gar nicht gedacht, wie sportlich Sie sind?

Aber Spaß beiseite: Warum sollten Sie nicht wirklich einmal versuchen, das Sportabzeichen zu machen? Wie das praktisch funktioniert? Rufen Sie einfach mal bei Ihrem Stadtsportamt an und erkundigen Sie sich, welcher Sportplatz und welche Tage dafür vorgesehen sind. Sie finden dort mindestens einmal die Woche zur angegebenen Zeit – nach Arbeitsschluss – ehrenamtliche Betreuer vor, die mit einem bewunderungswürdigen Idealismus das ganze Jahr durch mit Rat und Tat zur Verfügung stehen. Gehen Sie doch einfach mal hin! Auch hier braucht es keine Vorbereitungen, keine besondere Ausrüstung außer der schon beschriebenen. Es kostet nichts und beinhaltet keinerlei Risiko und wenn man die erforderlichen Zeiten und Zentimeter oder Meter nicht beim ersten Anlauf schafft, dann vielleicht beim zweiten oder dritten.

Es macht einfach Spaß, wieder oder noch dazuzugehören, und bald entdeckt man, dass man als Älterer keineswegs ein einsamer Exot auf dem Sportplatz ist, sondern so mancher Senior oder Seniorin dort ausdauernd seine/ihre Runden dreht. Als Seniorin muss man sich allerdings damit abfinden, dass man zu einer „unterrepräsentierten" Gruppe gehört, aber dafür kann niemand etwas außer uns selbst. Interessant ist es auch, die erzielten Zeiten und Strecken mit den vorgegebenen zu vergleichen, kann man doch so auf einen Blick feststellen, wo man mit seinen Leistungen einzuordnen ist, und ich versichere Ihnen, dass es eine sehr angenehme Entdeckung ist, wenn man feststellt, dass die erzielten Leistungen einem weit jüngeren Alter entsprechen.

Eine kleine Aktualisierung: Seit 2013 gibt es eine neue Einteilung in vier Leistungsgruppen mit vergleichbaren Anforderungen.

3. Schwimmen

Wir haben in Zusammenhang mit den Übungen für das Sportabzeichen schon über das Schwimmen gesprochen. Jetzt möchte ich es noch etwas detaillierter betrachten, denn Schwimmen ist ein geradezu idealer Sport für Senioren. Er umfasst alles, was man billigerweise erwarten kann: Bewegung des ganzen Körpers bei völliger Entlastung der Gelenke, Stärkung der Atmung, keinerlei Verletzungsgefahr und – was immer wichtig ist – ein gewisser geselliger Effekt.

Um das Schwimmen aber zu solch einer idealen Betätigung zu machen, ist es nützlich, einige kleine Hinweise zu beachten und zu beherzigen. Versuchen Sie, so flach wie möglich im Wasser zu liegen. Das geht nur, wenn Sie keine Angst davor haben, mit dem Gesicht unter Wasser zu gehen. Kaufen Sie sich also eine Schwimmbrille, das gechlorte Wasser reizt dann nicht Ihre Augen und Sie können sie geöffnet halten und über und unter dem Wasser alles gut sehen. Wenn Sie Ihre Arme rückwärts führen (die Mehrzahl älterer Schwimmer bevorzugt Brustschwimmen, weil man ja auch früher Kraulen kaum gelernt hat), heben Sie den Kopf weit aus dem Wasser und atmen Sie kräftig durch den Mund ein, senken Sie den Kopf flach ins Wasser und atmen Sie während des Beinstoßes kräftig prustend aus,

und dann wieder Kopf heben – einatmen und so weiter, immer wieder Kopf heben – einatmen, Kopf senken – ausatmen, möglichst gleichmäßig, möglichst rhythmisch.

Als Kind bin ich beim Schwimmen immer total außer Atem gekommen, habe es wahrscheinlich nie richtig gelernt, aber als ich vor Jahren in einen Schwimmverein eintrat, habe ich dort den Leistungsschwimmern ihre Atemtechnik abgeguckt und kann seitdem nach 500 oder auch 1000 Metern aus dem Wasser steigen, ohne einen Atemzug mehr machen zu müssen.

Was natürlich bei so einem sportlichen Schwimmen ganz unmöglich ist, ist während des Schwimmens eine Unterhaltung zu führen, wie man es häufig, besonders bei Frauen, sieht: Mit hoch emporgerecktem Hals schwimmen sie in zwei Meter Abstand nebeneinander her und unterhalten sich. Ich nenne das Giraffenstil. Zuweilen ist die Sorge um die Frisur die Ursache für eine so unmögliche Schwimmhaltung. Dazu meine ich, wenn Sie Sorge haben, daß die enge Badekappe Ihre Locken zu sehr zerdrückt, probieren Sie's doch mal mit einer Duschhaube, die ja gewöhnlich viel weiter ist und nur am Rand fest anliegt.

In welches Becken soll man gehen? Unsere modernen Schwimmbäder halten ja gewöhnlich Becken in den verschiedensten Temperaturen vor. Zum Schwimmen jedenfalls sollte man nicht in ein ausgesprochenes Warmbecken gehen. Leidet man jedoch unter Gelenk- und rheumatischen Schmerzen, hat man natürlich eine begreifliche Scheu vor kaltem Wasser.

Ich löse in einem solchen Fall das Problem dergestalt, dass ich im Nichtschwimmerbecken, das gewöhnlich temperaturmäßig etwa in der Mitte liegt, quer zum Becken hin und her schwimme, was sehr angenehm ist, da die übrige Menschheit Sprudel-, Plansch- und Warmbecken vorzuziehen scheint. Vor Letzteren möchte ich sowieso warnen, weil es bestimmt niemandem bekömmlich ist, da halbstundenlang am Rand herumzuhängen oder sich vor einer Düse festzuklammern. Die Wärme belastet den Kreislauf und erweitert die Venen, und wer zu Krampfadern neigt, hat in solchen aufgeheizten Warmbecken sowieso nichts verloren. Wie oft hat man schon gelesen, dass aus diesem Grund Duschen sehr viel gesünder ist als Baden, und das gilt selbstverständlich auch für die Angebote in Schwimmbädern.

Es ist sowieso ein weitverbreiteter Irrtum vieler Leute, dass allein schon der Aufenthalt in einem Schwimmbad sehr gesund sei, dies trifft aber nur dann zu, wenn man wirklich schwimmt! Herumhängen am Rand, behagliches Liegen über Sprudeldüsen oder auf Liegestühlen und Plaudern deckt sicher das Bedürfnis nach Unterhaltung und Verwöhnung ab, bringt aber für die Gesundheit keine ersichtlichen Vorteile. Ärztlicherseits wird man immer wieder zum Rückenschwimmen aufgefordert, was sicher viel besser für die Wirbelsäule ist, wenn man die Technik wirklich beherrscht. Dies ist aber in den seltensten Fällen wirklich der Fall, und auch ich habe da so meine Probleme, aber ich glaube, bei möglichst flachem Brustschwimmstil und bewusstem Langausstrecken erfährt die Wirbelsäule auch eine gute Entlastung und wird die Halsmuskulatur bzw. die Beweglichkeit der Halswirbel verbessert.

Wer kein privates Schwimmbad sein Eigen nennt – und wer hat das schon – wird zufrieden sein, wenn er ein- oder zweimal die Woche zum Schwimmen kommt (denn billig ist es auch nicht gerade), das aber dann möglichst regelmäßig. Wenn man es einrichten kann, an den Wassergymnastiken teilzunehmen, die fast überall kostenlos angeboten werden, so ist das natürlich auch sehr zu empfehlen. Erstens erhöht es den gesundheitlichen Wert eines Badbesuches und zweitens erspart es einem eventuell einen Gymnastikkurs.

4. Gymnastik

Kürzlich las ich: Fast nirgendwo auf der Welt wird so viel Gymnastik betrieben wie in Deutschland. Der Deutsche Sportbund schätzt die Anzahl der Gymnastiktreibenden auf „um eine Million".

Während früher die Gymnastik in erster Linie als Vorbereitung für andere Sportarten galt, handelt es sich heute um eigenständige Trainingsprogramme, die je nachdem, um was es sich handelt – Aerobic, Jazz- oder Sportgymnastik ein weites Feld abdecken. Viele Übungen werden mit Ball, Seil oder Reifen ausgeführt und heutzutage fast immer mit Musik.

Dass Gymnastik ganz schön fit hält, beweist uns der 100-jährige Valentin Rosel aus Glattbach, der angibt „bis heute Gymnastik getrieben zu haben", und dazu gehören für ihn 40 Liegestütze täglich!

Aber auch für Frauen dürfte Gymnastik die am weitesten verbreitete sportliche Betätigung sein. Die Möglichkeiten sind dabei äußerst vielgestaltig: von moderaten Bewegungsabläufen, wie sie Tai Chi (Schattenboxen), Chigong und Yoga auszeichnen bis zu sportlicher Gymnastik zur gezielten Verbesserung der Kondition oder den kräftigen Rhythmen, wie sie die Jazz-Gymnastik bringt, ist wirklich für jeden Geschmack etwas

dabei. Die Sportvereine und die Volkshochschulen bringen ein breitgefächertes Angebot.

Allerdings habe ich den Eindruck, dass gerade für die aktiven Älteren nicht so gut gesorgt ist, entweder muss man sich in normale Gymnastikgruppen wesentlich Jüngerer einordnen, oder es handelt sich um echte „Seniorengymnastik", oft auch als „Sitzgymnastik" angeboten, was doch auf schon reduzierte Kräfte abzielt. Was fehlt, ist genau die Mitte: Gymnastik für ältere und alte bewegliche Leute, die das auch bleiben wollen. Da muss man sehen, wie man das Problem individuell löst, insbesondere im Winter. Im Sommer, wenn ich meine 1 bis 2 Stunden Gartenarbeit täglich hinter mir habe, dezimiert sich mein Verlangen nach zusätzlicher Gymnastik doch ganz erheblich, obwohl das natürlich ganz etwas anderes ist, wie Sie mit Recht einwenden werden, das eine eben Arbeit, das andere Entspannung. Aber natürlich muss man dazu irgendwohin fahren und sich entsprechend anziehen und das Ganze gerät wieder einmal zu einem reinen Zeitproblem.

Weniger Zeitaufwand ist natürlich erforderlich, wenn man seine gymnastischen Übungen zu Hause durchführt, und das ist bestimmt nicht schlechter, als an einem Kursus teilzunehmen, aber nur dann, wenn man eine gute Zusammen-

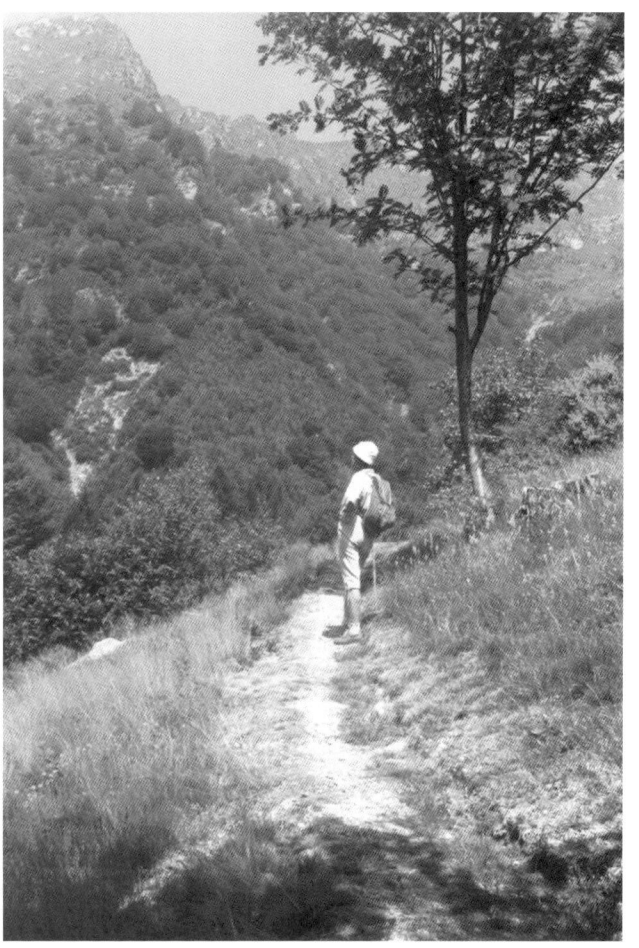

stellung von Übungen hat und sie auch tatsächlich und regelmäßig macht. Es helfen die besten Beschreibungen und Fotos nicht, wenn man ein- oder zweimal danach turnt und dann das Buch nur herumliegt. Und man braucht eine ungleich größere Disziplin, um allein und zu Haus regelmäßig zu turnen, als zu einem fest gebuchten Kursus zu fahren.

Übermäßig viel Zeit verschwende ich ehrlich gesagt auch nicht auf die tägliche Gymnastik, aber ich habe doch ein paar Übungen, die ich mich einfach zwinge, jeden Morgen zu machen, und inzwischen ist mir das so in Fleisch und Blut übergegangen, dass ich mich gar nicht gut fühle, wenn ich aus begründetem Anlass einmal darauf verzichten muss. Zuweilen bieten auch Radioprogramme morgens eine 5-Minuten-Gymnastik, das finde ich auch gut, es ist bestimmt viel nützlicher, regelmäßig an so einer Gymnastik teilzunehmen, als einen Kurs unregelmäßig zu besuchen und zwischen den Kursen gar nichts zu machen.

5. Kegeln, Bowling und Tanzen

Kurz wollen wir noch drei andere gesellige, aber auch sportliche Betätigungen erwähnen, die besonders auch im Winter gepflegt werden können: das Kegeln oder Bowling und das Tanzen.

Die Gruppe der begeisterten Kegler oder Bowlingfans ist vielleicht nicht allzu groß, ich finde aber, dass alle drei genannten Betätigungen sich besonders für Ältere anbieten. Das Kegeln z. B., dem etwas der Geruch des Althergebrachten, Dörflichen anhaftet, wird gerade auf dem „platten Land" oft die einzige Möglichkeit für Senioren sein, sich körperlich zu üben. In ländlichen und kleinstädtischen Verhältnissen wird es in Vereinen und Gruppen betrieben und bildet so auch den geselligen Rahmen, der Spaß macht. Da die Kegelbahnen sich aber zumeist bei Gasthöfen befinden, muss man nur aufpassen, dass der Bierkonsum die gesundheitliche Wirkung nicht wieder aufhebt!

Das Bowling dagegen, das uns die Amerikaner mitgebracht haben, wird gewöhnlich in großen Anlagen, den sogenannten Bowling Centers betrieben, wo diese Gefahr nicht besteht. Es wird auch von vielen jüngeren Leuten mit Begeisterung betrieben und kann mit Fug und Recht als „Sport" bezeichnet werden. Die in den einzelnen Anlagen üblichen Regeln mögen variieren, in ameri-

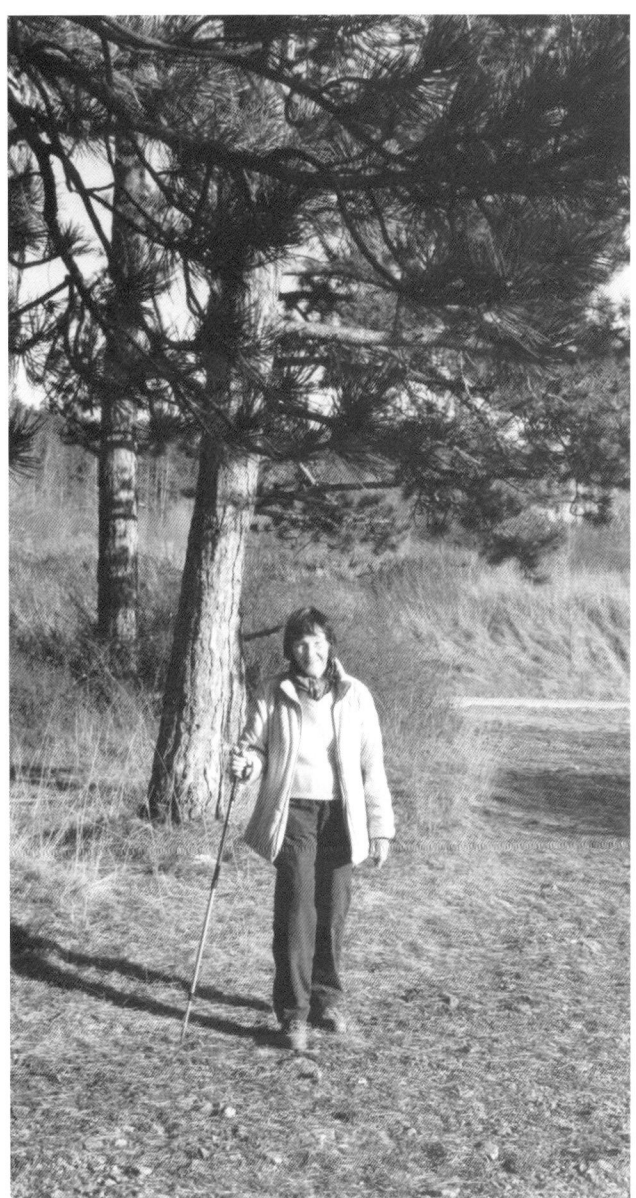

kanischen Anlagen gibt es üblicherweise Teams, die regelmäßig spielen, ihre Leistungen nach einem vorgegebenen Punktesystem bewerten und wo man zu einem gegebenen Zeitpunkt, etwa am Jahresende, das beste Team ermittelt.

Im Gegensatz zum Kegeln braucht man zumindest ein Paar spezielle Schuhe (die Teams tragen natürlich oft auch gleiche Shirts), da die Wurftechnik im Gegensatz zum Kegeln ein Gleiten vor dem Abwurf erfordert. Ob es anstrengender oder einfacher als Kegeln ist, vermag ich nicht zu sagen, es gilt aber in Amerika als ein guter Seniorensport. Möglicherweise ist für Ältere der Schwung, der aus Anlauf, Gleiten und quasi dem ganzen Körper kommt, weniger belastend, als der nur aus der Schulter und dem Arm kommende Schwung.

Anders verhält es sich mit dem Tanzen. In seinem gesundheitlichen Wert entspricht es weitgehend einer Gymnastik, übertrifft diese aber durch die Freude, die es vermittelt und entspricht dem besonderen Talent vieler Senioren zum Feiern und Fröhlichsein.

Ich arbeitete einige Jahre in einer Gruppe des Roten Kreuzes, die ehrenamtlich einen Altenclub betreute. Erlöse von Flohmärkten hatten uns in die Lage versetzt, dem Altenclub neben einer gemütlichen Einrichtung ein Harmonium zu beschaffen und ein alter Herr, Bewohner des angeschlossenen Altenheimes, wusste es virtuos zu spielen.

Einmal die Woche war „Tanztee", und wir ehrenamtlichen „Bedienungen" hatten Mühe, uns mit unseren vollen Weingläsern und Kaffeetassen durch die auf der Tanzfläche wogende dichte Menge durchzuarbeiten. Den ganzen Nachmittag tanzten die alten Herrschaften wie „der Lump am Stecken" wie man hierzulande sagt, und die „Trinkgelder", die uns zugesteckt wurden, waren (zur Freude des DRK) an solchen Nachmittagen doppelt so üppig wie normal.

Also, verschmähen Sie auch das Tanzen nicht. Denken Sie an die Frau unseres vormaligen BundespräsidentenLübke, von der man erzählte, dass sie bei offiziellen Anlässen keinen Tanzausließ, und das mit mehr als 80 Jahren!

Natürlich fehlt es in fortgeschrittenem Alter oft an einem geeignetenPartner, aber, nachdem die Herren der Schöpfungauch schon in jüngeren Jahren oft keine Lust aufs Tanzen haben, sollte man sich als Frau nicht scheuen, bei einem der von denVolkshochschulen angebotenen Kursen inVolkstanz oder Square Dance mitzumachen,wo man sicher auch ohne Partner (oder vielleicht mit einer Partnerin) willkommen ist.

6. Wintersport

Sicher ist es in diesem Rahmen nicht möglich, auf jede denkbare Sportart einzugehen, diese Auflistung soll ja auch nur Anregungen geben. Aber auf keinen Fall können wir die Liste möglicher Sportarten abschließen, ohne einen Blick auf die verschiedenen Wintersportarten zu werfen.

Eislaufen würde man wohl wegen der erheblichen Sturzgefahr kaum in Erwägung ziehen, außer vielleicht in Gegenden, wo, durch Klima und Landschaft begünstigt, wochenlang größere Eisflächen zur Verfügung stehen und das eine allgemein geübte Tätigkeit darstellt.

Anders verhält es sich mit dem Skilaufen, das ja im Lauf der letzten Jahrzehnte zu einem wirklichen Volkssport geworden ist und vielen Menschen wichtiger als alles andere ist und so eine Art Traumsport und Idealurlaub. Es fängt ja schon mit dem ganzen Drum und Dran an: die tollen Brettl, die modische Skikleidung, die Orte und Plätze, wo „man" eben ist, wenn man dazugehören und mitreden will, das aufregende Après Ski am Abend, das gesteigerte Lebensgefühl, das einem nach einem erfolgreichen Skitag bei Superwetter sicher ist, die nette Gesellschaft, denn zum Skilaufen geht man ja nun wirklich nicht solo (und wenn, bleibt man's nicht lange), alles dieses ist ungeheuer verlockend und wenn man ein Leben lang daran gewöhnt ist, ist es wirklich schwer, es aufzugeben.

Dazu kommt noch das herrliche Erlebnis der Bergwelt im Winter, der Lift zieht oder hebt einen auf gewaltige Höhen empor, in die man als Nichtskiläufer im Winter kaum gelangen könnte – alles dieses ist so verführerisch, dass man den Gedanken, dieses Kapitel abschließen zu müssen, so weit wie möglich vor sich herschiebt. Aber ist das denn nötig?

Wenn einer so ein richtiges Ski-As ist, glaube ich, dass er/sie wirklich laufen kann, bis er selbst nicht mehr mag, denn wenn man's kann, kann man's eben, und besonders gilt das natürlich für Leute, die das Glück haben, im Gebirge zu leben.

Anders sieht es natürlich für den Flachländer aus, der naturgemäß kein Ski-As ist, sondern ein durchschnittlicher sicherer Läufer. Für ihn sind gewöhnlich nicht mehr als zwei Wochen Skiferien pro Jahr drin und bei zunehmendem Alter ist das eigentlich doch zu wenig und man verliert etwas an Sicherheit, muss sie sich erst jedes Jahr wieder neu erarbeiten. Für mich war es eines Tages eine kühle Verstandesentscheidung, einfach ein Abwägen der Risiken und Möglichkeiten: 14 Tage Skiferien, von denen man vielleicht

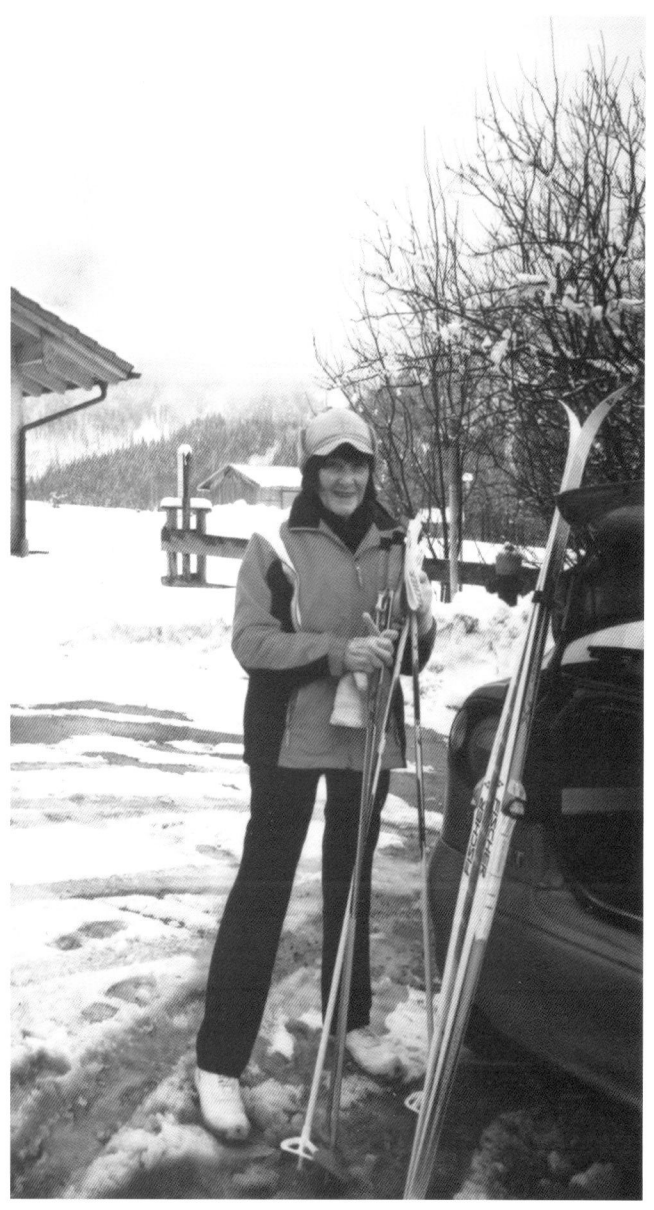

wegen ungünstiger Witterungsverhältnisse nur 10 oder 12 Tage wirklich lief, gegen 50 Wochen, in denen man zwei unbeschädigte leistungsfähige Beine brauchte, um die ganze Palette der Möglichkeiten ausschöpfen und vor allen Dingen wandern zu können. Denn das Unfallrisiko ist wegen der vollen Pisten doch relativ hoch, man mag noch so sicher auf den Beinen stehen – es kann einem immer einer in die Bahn kommen, besonders jetzt, wo sich noch Scharen von Snowboardern zwischen die Skiläufer mischen. Also habe ich das Pistenschilaufen eines Tages schweren Herzens an den Nagel gehängt. (Ein wenig erleichtert wird einem die Entscheidung durch die angenehme Aussicht, die überdimensionalen schweren Skischuhe nie mehr anziehen zu müssen und die überlaufenen Berge wenigstens um einen Menschen zu entlasten.)

Es bleibt einem dann immer noch der Skilanglauf, der mit den so viel leichteren Brettln, Schuhen und auch der sonstigen Ausrüstung dem Kräftevorrat der älteren Generation angemessener ist. Vieles, was das Pistenskilaufen so reizvoll macht, bleibt einem ja so erhalten, die netten Skihotels, die Bergwelt im Winter, das sportliche Outfit, das gute Gefühl, auch noch voll dabei zu sein und das gesellige Umfeld. Man irrt sich aber, wenn man denkt, Langlauf verlange keine besondere Kondition. Das Gegenteil ist richtig, vorausgesetzt, dass man es sportlich korrekt betreiben will und nicht nur mit Skiern an den Füßen spazierengehen. Man kann sicher so lange Langlauf betreiben, wie es einem Spaß macht und einen nicht übermäßig anstrengt. Wenn man allerdings nie Ski gelaufen ist, würde ich es nicht unbedingt für empfehlenswert halten, mit dem Skilanglauf im höheren Lebensalter neu anzufangen. Es ist doch gerade für den Anfänger eine erhebliche Sturzgefahr gegeben und die Knochen sind nicht mehr so stabil und elastisch wie sie einmal waren.

Man kann genauso gut und gefahrloser Winterwanderungen machen, denn die meisten Wintersportorte bieten für die Nichtschiläufer geräumte Wanderwege, und das macht auch viel Freude und ist genauso gesund. Wenn nur die Sache mit dem Image nicht wäre, es klingt halt so viel zünftiger, wenn man sagen kann: Wir gehen zum Skilaufen! als wenn man auf Nachbars Frage: na, geht's zum Skilaufen? antworten muss: Nein, nur zum Winterwandern ...

Aber Winterferien sollte sich jeder leisten, der es sich eben leisten kann, ob mit oder ohne Ski, denn nicht nur ist ihr gesundheitlicher Wert unbestritten sehr viel höher als die geliebten Sommerferien, sondern so ein Schnee- und Bergaufenthalt bringt vor allem viel Freude, Licht und Abwechslung in die in unseren Breiten oft doch sehr trüben und düsteren Winter.

Das eine oder andere Hobby oder Sport, den man als Älterer betreiben kann, fehlt sicher in dieser Auflistung, aber es ist ja nicht meine Absicht, hier eine Perfektion anzustreben, sondern Anregungen und Hinweise zu vermitteln, die vielleicht doch den einen oder die andere motivieren und den kleinen Schubs darstellen, der zuweilen nötig ist, um einen lange gehegten Plan endlich in die Praxis umzusetzen, denn eines müssen wir uns immer vor Augen halten: Wir haben zwar jetzt Zeit und brauchen uns bestimmt nicht mehr zu hetzen, aber auf der anderen Seite haben wir auch gar keine Zeit zu verschenken: heute ist der Tag, an dem wir etwas anfangen und machen können – über morgen und übermorgen wissen wir nichts.

X. Beweglich durch Ruhe und Entspannung

Ja, Sie haben richtig gelesen: Beweglichkeit und Fitness durch Ruhe und Entspannung, denn wie der Tag zur Nacht gehört, das Licht zum Dunkel und der Sommer zum Winter, so gehört die Ruhe und das Ausrasten, das Entspannen zur Tätigkeit, zur Anstrengung, zu allen Arten der Bewegung, sei es Arbeit oder Sport.

Diese Ruhephasen kann man ganz individuell gestalten. Man kann sich einfach entspannt auf eine Liege, möglichst eine dem Körper entsprechende Gesundheitsliege oder auf sein Bett legen, die Augen schließen und ruhig und bewusst atmen, wobei sich zuerst durch Brustatmung der Brustkorb weitet und man dann spürt, wie der Atem auch die tieferen Bereiche berührt und die besonders förderliche Bauchatmung zustande kommt.

Wenn man so will, ist eine solche bewusste Atmung bereits eine Vorstufe des Yoga, auf das man sich auf diese Weise einstimmen und

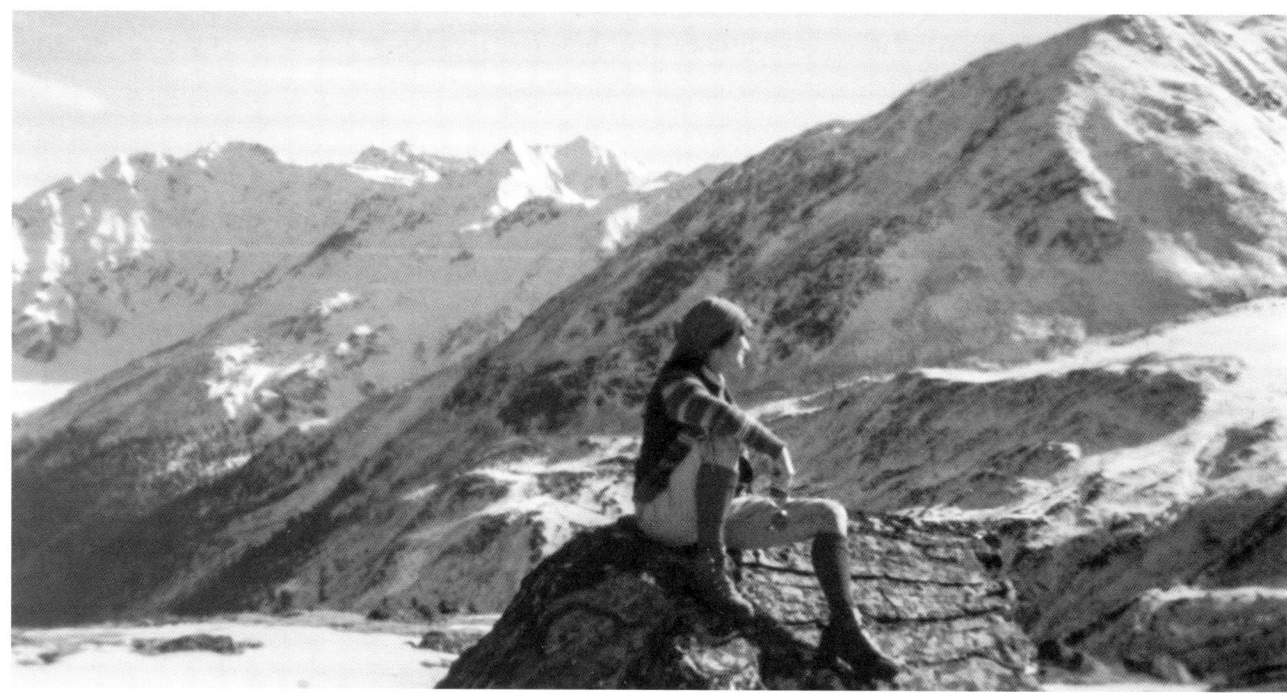

vorbereiten kann. Unterstützen kann man die Entspannung noch dadurch, dass man als Erstes alle Muskelgruppen vom Kopf und Hals angefangen über die Arme und Hände, den Rücken und Bauch bis zu den Beinen und Füßen nacheinander einzeln kurz anspannt, um sie dann entspannt sozusagen „abzulegen", und wenn man am unteren Ende angekom-men ist, man wirklich in vollkommener Ruhe daliegt.

Darüber hinaus bietet das Yoga mit seinen zum Teil sowohl einfachen wie gleichzeitig (für einen Mitteleuropäer) komplizierten Bewegungsabläufen eine hervorragende Möglichkeit der vollkommenen Körperbeherrschung und daher auch Beweglichkeit. Ähnliches gilt für das Tai Chi (auch T'ai-Chi oder Taiji) – das chinesische Wort für „Das große Absolute"–, das sich mit seinen langsamen und harmo-nischen Bewegungen besonders für Menschen im fortgeschrittenen Alter eignet, da es ihrem Lebensrhythmus sicher besser entspricht als schweißtreibende Gymnastik nach lautstarker Popmusik.

Die vollkommene Ruhe und Ausgleich für alle Anstrengungen des Tages soll uns dann die Nachtruhe bringen. Für die meisten Menschen ist ja der Raum, in dem sie schlafen, ein ganz besonderer Bereich, sozusagen das Privateste, was es in der heutigen hektischen Zeit überhaupt gibt. Was auch immer der Tag an Belastungen und

Schwierigkeiten gebracht hat, – man sollte versuchen, sie nicht mit ins Schlafzimmer zu nehmen (genauso wenig wie seine Straßenschuhe), sondern diesem Raum seine Aura von Frieden und Geborgenheit erhalten und, wenn möglich, diesen Zustand durch die Art der Einrichtung, der Farben, Materialien und Zuordnung der einzelnen Gegenstände noch unterstützen.

Vielleicht nehmen Sie sich einmal die Zeit, ein Buch über die fernöstliche Lehre des Feng Shui zu lesen, die ja zwar eine geistige Haltung und Philosophie darstellt, darüber hinaus und als ergänzende Hilfe aber auch interessante Gedanken zu der richtigen Einrichtung von Räumen anbietet, sei es Wohn-, Schlaf- oder Arbeitsraum, die allein durch die Positionierung der Hauptmöbelstücke wie Sofa, Sessel, Schreibtisch oder Bett Ruhe oder Unruhe, Harmonie oder Disharmonie, im Extremfall Gesundheit und Wohlbefinden oder Krankheit und unerklärliche Beschwerden hervorrufen kann.

Ich fand heraus, daß man unbewusst und ohne derartige Theorien zu kennen zu annähernd gleichen Lösungen kommen kann.

Das Bett, der zentrale Platz der Regeneration der Kräfte, der Ruhe und damit der Vorbereitung auf einen neuen Tag, auf neue Herausforderungen ist, wenn man es genau nimmt, fast das wichtigste Möbel überhaupt. Wenn Sie sich

Bilder der Behausungen der ärmsten Menschen der heutigen Zeit vorstellen (und man findet sie fast täglich in den Medien), so sehen Sie meistens keinen Tisch und keinen Stuhl, keinen Schrank und keine Kücheneinrichtung, aber fast immer eine Schlafstatt und sei sie noch so bescheiden.

Es ist also mehr als vernünftig, diesem in unserem täglichen Leben überaus wichtigen Möbelstück große Beachtung zu widmen und sorgsam zu prüfen, wie, wo und auf was wir schlafen wollen, denn ein ruhiger Schlaf entscheidet weitestgehend über unsere Möglichkeiten am neuen nächsten Tag: Die Matratze nicht zu weich, aber auch nicht zu unnachgiebig, die Decke leicht aber warm, die oder das Kissen für Nacken und Hals hilfreich.

Ich weiß nicht, ob es noch immer Menschen gibt, die sich am wohlsten fühlen, wenn sie ihren Kopf in eine Wolke von warmen Federn vergraben können, aber ich glaube doch, dass sich kleinere und festere Kissen allmählich durchsetzen und meiner Meinung nach auch physiologisch richtiger sind.

Ich habe sei Jahr und Tag mit den Halswirbeln Probleme und bin jahrelang mit schöner Regelmäßigkeit mit Kopfschmerzen aufgewacht. Ich habe die verschiedensten Nackenstützkissen ausprobiert, mal waren sie zu hoch, mal zu flach, der Erfolg war mäßig. Erst seit ich zu einem Din-kelkissen (mit Dinkelspelzen gefüllt) übergegangen bin, bin ich die Kopfschmerzen los und genieße jeden Abend aus Neue das angenehme Gefühl, genau die richtige Art von Unterstützung an genau der richtigen Stelle zu haben.

Dies freut mich umso mehr, als mir vor mehr als 20 Jahren ein namhafter Orthopäde versicherte, dass meine Kopfschmerzen von den abgenützten Halswirbeln herrührten und man praktisch nichts dagegen tun könne.

Aber über diese Dinge sollte man sich individuell beraten lassen und auch etwas dafür aufwenden, denn wenn man es genau betrachtet, ist das Geld für eine bekömmliche Schlafstätte besser angelegt als für ein paar Extras beim neuen Auto.

Aber nun, denke ich, haben wir uns genug entspannt, um mit neuen Kräften wieder ans Werk zu gehen und noch ein paar schöne Möglichkeiten zu prüfen, die uns unserem Ziel, alt zu werden, aber mobil zu bleiben, ein Stück näherbringen.

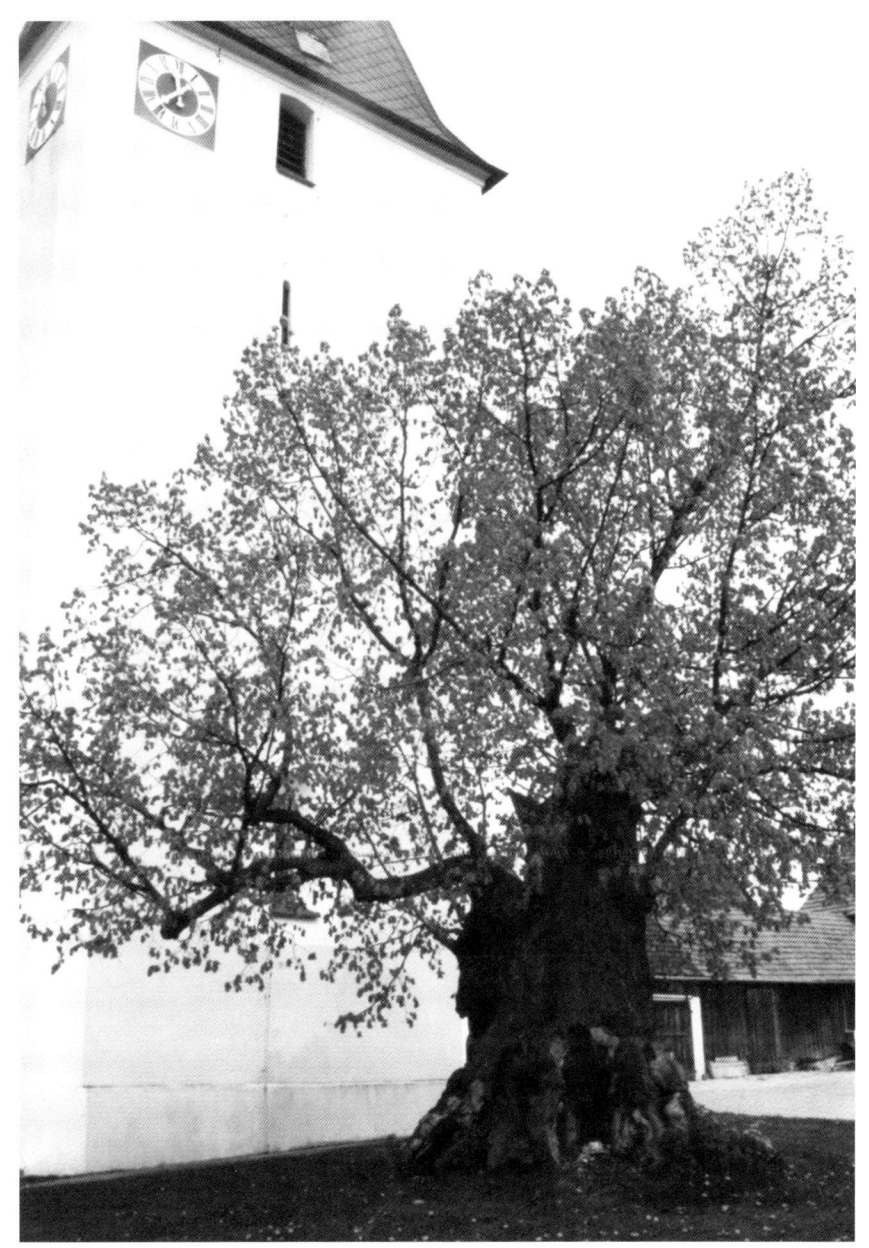

XI. Das Wandern

Nachdem wir uns nun ausgiebig auf den Aschenbahnen, in den Schwimmbädern und in den Gymnastikhallen umgeschaut haben, möchte ich Ihnen noch eine ganz andere und eigenständige Möglichkeit, fit zu bleiben, vorstellen, und das ist das Wandern.

Ich habe es mir für das Ende meiner Betrachtungen aufgehoben, so wie das Ende einer Ouvertüre in aller Regel mit einem besonderen Fortissimo und herausragenden Motiv endet, so wollte ich das Wandern herausstellen als einen absoluten Höhepunkt der körperlichen Ertüchtigung und für meinen Geschmack das Nonplusultra gerade für die große Gruppe der unternehmungslustigen und mobilen Senioren.

Das Wandern ist für mich kein Sport im eigentlichen Sinne. Ihm fehlen dafür verschiedene Voraussetzungen, es ist nicht messbar und vergleichbar, hat keine vorgegebenen Zeiten, Strecken, Jahreszeiten und Bedingungen – höchstens die besonders bei Amerikanern so beliebten Volksmärsche könnte man als sportliche Veranstaltungen einstufen. Aber ihnen fehlt eigentlich alles, was das Wandern so reizvoll macht. Das Wandern ist eben nicht nur eine körperliche Betätigung, sondern umfasst in seiner

Vielgestaltigkeit alle Aspekte und Möglichkeiten, die man als älterer Mensch von einer befriedigenden Freizeitgestaltung erwarten könnte. Das Erste, was wir festhalten wollen: Es ist eine Tätigkeit, die man nicht erlernen muss, die man jederzeit beginnen kann, die man endlos fortsetzen und betreiben kann, die wenig Vorbereitungen und Vorbedingungen benötigt, mit wenig „Ausrüstung" auskommt – das meiste findet man in einem normalen Kleiderschrank –, keine großen finanziellen Ansprüche stellt, also praktisch von jedermann und jederzeit betrieben werden kann.

Aber was ist das nun, das „Wandern"?

Wenn Sie sich an einem freundlichen Frühlings-, Sommer- oder Herbsttag ins Auto setzen oder auch in den Stadtbus und bis zum nächsten Stadtwald fahren und da ohne Eile und ohne Hektik zu einem hübschen Waldgasthaus spazieren, um eine Tasse Kaffee zu trinken und einen Kuchen zu verzehren und dann wieder zu ihrem Verkehrsmittel zurückkehren, so ist das in meinen Augen ein Spaziergang und hat mit Wandern nur im Ansatz Ähnlichkeit.

Allein von der Kleidung her ist schon ein Unterschied auszumachen. Für so einen 2-Stunden-Spaziergang auf mehr oder weniger gepflegten Park- und Waldwegen genügen einem meistens ein Paar „bequeme" Schuhe und eine etwas sportliche, aber doch eher „normale" Kleidung.

Will man wirklich wandern, das heißt auch robustere und steinige Pfade nicht verschmähen und wenn's nicht anders geht, auch mal durch eine Pfütze laufen und vom Wind durchgeblasen werden und nass werden, dann muss man schon etwas kräftiger ausgerüstet sein: ein Paar feste Schuhe mit Profilsohlen, vorzugsweise knöchelhoch, wollene Socken oder Strümpfe, am besten eine Kniehose, da lange Hosen an den Fußgelenken erfahrungsgemäß stark verschmutzen, ein Anorak, Hemd, Pullover, Mütze oder Hut sind sozusagen die Grundausstattung. Auch wird man keine Handtasche mitnehmen oder seine Utensilien in die vorhandenen Taschen verteilen, wo sie einen mit Sicherheit beim Gehen stören, sondern alles fein ordentlich in einen kleinen Rucksack tun und den dann schultern. So sieht eben ein Wanderer aus im Vergleich zu einem Spaziergänger.

Und was fehlt jetzt noch? Es fehlen ein oder mehrere Mitwanderer, Leute, die gut zu Fuß sind und auch etwas mehr machen möchten als Spaziergänge, denn, obwohl es ein wunderbares Erlebnis ist, allein unterwegs zu sein, könnte man gerade einem Senior nicht dazu raten, allein loszuziehen. Wo nimmt man also solche Wandergefährten her? Nun, zunächst könnte man in der Familie und unter Freunden nach geeigneten Gefährten suchen. Wenn man da nicht fündig wird, schaut man nach bestehenden Wandergruppen aus, wie sie entweder selbständig oder als Unterabteilung von Sportvereinen überall existieren. In größeren Orten und Gemeinden bieten auch die öffentlichen Stellen gewöhnlich „Seniorenwanderungen" an, die dann schon von dem angesprochenen Personenkreis her keine Überanstrengung gleich am Anfang befürchten lassen. Wenn man zum ersten Mal mit so einer Gruppe loszieht, stört einen vielleicht der geballte Menschenhaufen, der sich da in die Wald- und Feldwege ergießt, und sicher häufig auch das ständige Reden, denn man wird bald merken, dass sich die Teilnehmer untereinander kennen und das Mitteilungsbedürfnis groß ist. Aber trotzdem ist es wichtig, mit so einer Gruppe anzufangen und sie sich gut anzusehen, denn sie ist sozusagen das Rohmaterial, aus dem man nun versuchen muss, einige einem sympathische Menschen herauszufiltern, die vielleicht auch nur deshalb bei der großen Gruppe mittun, weil sie auch keine individuellere haben.

Organisierte Wandertouren von Wandergruppen haben natürlich den großen Vorteil, dass

man sich um die Organisation, An- und Heim-
fahrt und natürlich auch um die Route überhaupt nicht zu kümmern braucht (aber das bringt
einen auch um einen Teil des Vergnügens, wie
ich Ihnen nachher versuchen werde zu vermitteln), und den gewaltigen Nachteil, dass man
keinen Einfluss auf Anfang und Ende der Veran-
staltung hat und – mitgegangen, mitgehangen –
insbesondere beim obligaten „Schlusshock"
sitzenbleiben muss, bis sich auch noch der letzte
„Hocker" endlich bequemt, seinen gemütlichen
Wirtshaussitz wieder zu verlassen, denn man ist
ja auf den gemeinsamen Rücktransport angewiesen. Dieses Problem hat man natürlich überhaupt
nicht, wenn man die Sache selbst in die Hand
nimmt.

Also gehen wir einmal davon aus, dass Sie ein,
zwei oder drei Leute gefunden haben, die das eine
tolle Idee finden und nun anfangen wollen.

Zuerst muss man ja feststellen, wie die vorhandene Leistungsfähigkeit beschaffen ist, also wie
weit und in welchem Tempo die Wanderer laufen wollen. Man fängt mit einer schönen kurzen Strecke in der Nähe seines Wohnortes an,
denn für eine kurze Strecke eine weite Anfahrt
in Kauf zu nehmen, verbietet sich schon aus ökologischen Gesichtspunkten. Man fängt also mit
einer kleinen Wanderung von gut 2 Stunden an.

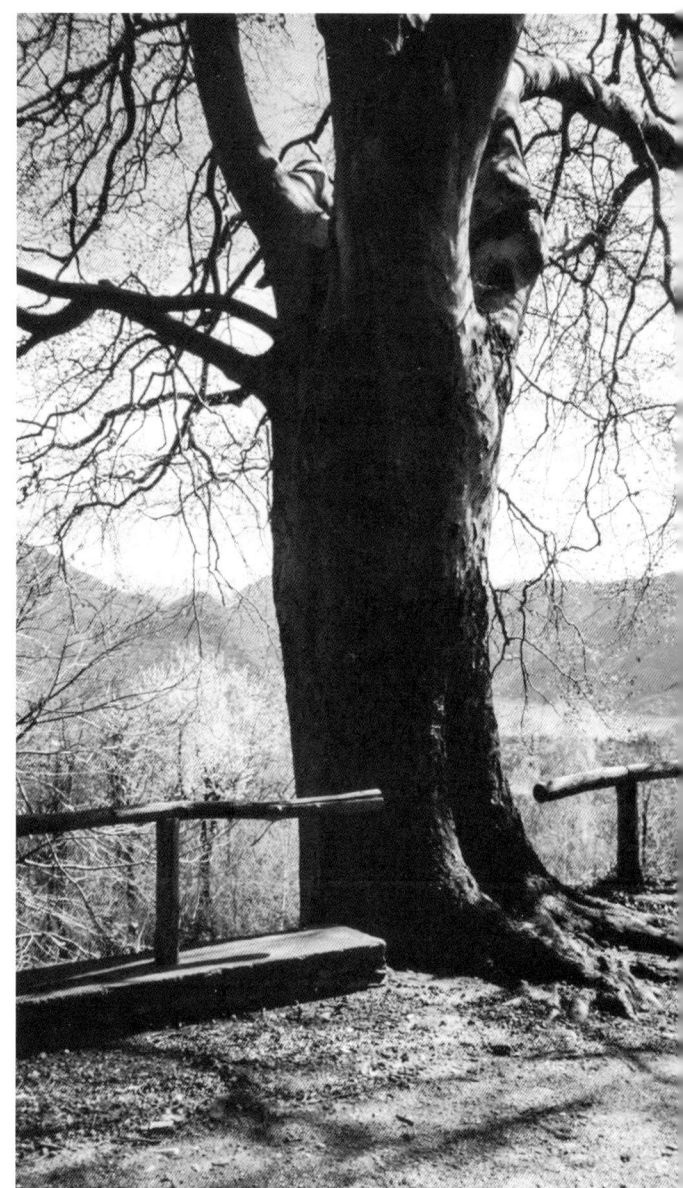

Zwei Stunden – das haben wir schon in Zusammenhang mit dem Sportabzeichen erfahren – entspricht bei ebenem Gelände und mittlerem Gehtempo etwa 10 km.

Zehn Kilometer sind natürlich nicht sehr viel, aber für Menschen, die noch nie oder lange nicht mehr ausdauernd gegangen sind, eben doch eine „ganz schöne Strecke". Sie wissen nun, dass Sie und Ihre Mitgeher das gut schaffen. Die nächste Wanderung kann nun schon etwas länger geplant werden, sagen wir mal 15 km, und stellt damit nun schon eine richtige kleine Wanderung von 3 Stunden dar (Nach 1 ½ bis 2 Stunden Gehen legt man immer eine kleine Pause ein). Und wenn diese Wanderung nun auch zu Ihrer Zufriedenheit verlaufen ist, dann steht Ihnen jetzt die ganze Welt zur Verfügung: will sagen, Sie können sich, allmählich die Strecken immer etwas länger wählend und allmählich auch weitere Ziele ins Auge fassend, so nach und nach Ihre nähere und weitere Umgebung erobern und immer weiter in die Ferne ziehen, denn wenn Sie erst einmal Gefallen an der Sache gefunden haben, wenn Sie erst Blut geleckt haben, bin ich ganz sicher, dass Sie nicht mehr aufhören werden und immer neue Anregungen und Beglückungen aus diesem allerschönsten Hobby gewinnen werden. Das Erste, was man nun braucht, sind Wander-

führer und Wanderkarten. Erstere sind in Massen auf dem Markt. Man besorgt sich zunächst Führer für Rundwanderwege in den nächsten Erholungs- und Waldgebieten, sei es Spessart, Rhön, Harz, Schwarzwald oder wo man eben zu Hause ist und findet in diesen ein großes Angebot an Rundtouren mit Angaben über An- und Abfahrt, Einkehrmöglichkeiten und passender Wanderkarte. Letztere ist von großer Wichtigkeit, man sollte niemals eine Wanderung ohne gute Wanderkarte beginnen, auch wenn der Weg noch so gut markiert ist!

Ein Irrtum und Sie haben keine Orientierung mehr und keine Anhaltspunkte. Beim Einkauf achte man auf die Übersichtlichkeit und darauf, dass die Karte auch Höhenlinien enthält, denn ohne dieselben kann man sich keine Vorstellung von dem Gelände machen.

Man nimmt auf eine solche Tagestour genügend Getränke mit, den größten Teil des Jahres eine Thermosflasche mit heißem gesüßtem Tee, höchstens im heißesten Hochsommer und bei Fernwanderungen mal eine Plastikflasche mit Limonade oder Mineraldrink, eine Brotzeit, wenn kein Wirtshaus in Aussicht ist (im Sommer ist ein Picknick sowieso viel schöner und auch zeitsparender), etwas Obst (aber nur unzerdrückbares), Fruchtriegel (Schokolade nur in der kühlen Jahreszeit, da sie schmilzt), bei längeren Wanderungen auch Nüsse und Rosinen und Traubenzucker. Das Essen ist beim Wandern lange nicht so wichtig wie das Trinken, daran muss man immer denken.

Vielleicht haben Sie auch schon von den therapeutischen und meditativen Fastenwanderungen gehört, bei denen die Teilnehmer bei praktisch keinem Essen aber reichlich Trinken täglich um die 30 km zurücklegen, bei einem Tempo von 6 km in der Stunde.

Das klingt ganz unglaublich, ich habe mich aber selbst – unfreiwillig – davon überzeugt, dass es funktioniert, als ich vor ein paar Jahren bei einer Fernwanderung das Pech hatte, unterwegs einen Darminfekt aufzuschnappen mit den entsprechenden Begleiterscheinungen und, da ich meine Tour keineswegs abbrechen wollte, fast 3 Tage lang nur von Coca Cola und einigen Salzstangen lebte, wobei wir auch ca. 30 km am Tag gingen.

Was die angegebenen Touren anbetrifft, so empfiehlt es sich besonders für noch nicht so Erfahrene nur solche zu wählen, die überregionalen Wanderzeichen folgen. Die lokalen Rundwanderwege mit ihren Eichhörnchen, Rehen und Füchsen können einen nämlich ganz schön in die Irre führen und zur Verzweiflung bringen,

denn in den allerseltensten Fällen findet man da eine durchgehende und ausreichende Markierung und ist ohne ausgeprägten Ortssinn bald ganz verloren. Irgendwann von einer euphorischen Stadt- oder Gemeindeverwaltung angebracht, kümmert sich später oft kein Mensch mehr darum, und wenn bei Forstarbeiten der Baum mit der Markierung fällt, dann ist er eben weg. Wie oft findet man solches, wenn man im Wald unterwegs ist! Auch die vielerorts verrotteten und verfallenden Waldrastplätze künden von so einem schwindenden Interesse der ursprünglichen Erbauer. Aber das nur nebenbei, denn unser Vergnügen schmälert es nicht.

Ich stelle mir nun vor, dass sich Ihr kleines Wandergrüppchen gut zusammengerauft hat, dass alle etwa die gleiche Leistungsfähigkeit haben, dass Sie ungebunden sind und über Ihre Zeit frei verfügen können und dass Sie sich dahingehend einigen, so etwa alle 14 Tage zusammen loszuziehen. Es würde sich dann anbieten, bei jeder Wanderung den nächsten Termin festzulegen und dann auch zu gehen, ganz egal wie das Wetter ist. Das Wetter spielt beim Wandern nicht die Rolle wie beim Spazierengehen. Letzteres würde man sicher nicht bei ausgesprochen schlechtem Wetter anfangen, wenn man jederzeit bei gutem Wetter diesen Weg machen könnte.

Aber beim Wandern ist man ja so gekleidet, dass Regen und Wind einem wenig ausmachen können, man im Walde dagegen auch weitestgehend geschützt ist – und dabei fällt mir ein, Ihnen zu raten, das ganze Jahr durch einen Poncho im Rucksack dabeizuhaben, der über alles, auch den Rucksack gezogen wird. Wenn man erst anfängt, darüber zu rätseln, ob man ihn heute brauchen wird oder nicht, hat man ihn garantiert gerade dann nicht dabei, wenn man ihn braucht!

So viel zum Wetter. Ja, es wäre am besten, wenn man sich überhaupt auf feste Termine einigen könnte, dann entfällt das lästige Herumtelefonieren. Wenn einer nicht kann, dann kann man auch einmal nur zu zweien gehen, es ist besser, als den Termin ständig zu verschieben; bei vielbeschäftigten und reiselustigen Senioren fehlt eigentlich immer einer von vieren, und es führt zu nichts, darauf Rücksicht zu nehmen. Ich kannte ein Damengrüppchen, das sich zufällig bei den Mittwochsskifahrten eines großen Sportgeschäfts zusammengefunden hatte, und das dann während der schneefreien Monate jeden Mittwoch zum Wandern loszog. Als eine Knieprobleme bekam und nicht mehr länger wandern konnte, wohl aber radfahren, wählten die treuen Gefährtinnen Routen, bei denen die Betreffende nebenherradeln konnte und sie setzten ihr Programm noch jahrelang fort. Bei so einer kleinen Gruppe braucht es ja immer nur ein Auto, und man kann reihum fahren. Es ist aber sehr empfehlenswert, wenn jeder, der in einem fremden Auto regelmäßig mitfährt, versicherungsmäßig so abgedeckt ist, dass dem Fahrer bei einem eventuellen Unfall keinerlei Verpflichtungen und Kosten entstehen können.

Man bereite sich sorgfältig auf jede Tour vor, lese die Beschreibung mehrfach, folge der Route auf der Karte, berechne die Zeiten und plane Einkehr und Rast, eventuelle Umwege und Heimkehr im Voraus. Mit der Zeit stellt sich die Routine ein, anhand der Karte sich eine bestimmte Route vorstellen zu können, ihre Schwierigkeit und Dauer beurteilen zu können und auf dieser Erfahrung basierend immer genau das Passende zu Jahreszeit und augenblicklichem Befinden aussuchen zu können.

Es gibt wirklich nichts Schöneres, als am Morgen so vorbereitet aufzubrechen, irgendwohin zu dem geplanten Start zu fahren, sein Ränzel auf den Rücken und seinen Stock in die Hand zu nehmen und wohlgemut in den Morgen zu marschieren und die erträumte und ersehnte Landschaft in Besitz zu nehmen!

Den Stock in die Hand zu nehmen, sagte ich und das meine ich wörtlich. Noch vor ein paar

Jahren kam es einem gar nicht in den Sinn, einen Stock zu benutzen – jetzt, angeregt von entsprechenden Bergwandersendungen, haben sich die meisten überzeugt, dass es keineswegs unsportlich ist, Stöcke zu benutzen, und zwar die sogenannten Teleskopstöcke, die man auf die einem genehme Länge einstellen kann und die besonders beim Abwärtsgehen die Belastung der Gelenke entscheidend verringern können. Man kann mit einem oder zwei Stöcken gehen, wobei das Letztere natürlich noch mehr bringt, aber einen etwas zügigzackigen Gehrhythmus erfordert, der nicht jedermann liegt. Ich persönlich gehe mit einem Stock, diesen aber habe ich immer dabei und könnte mir ein Wandern „ohne" kaum noch vorstellen. Wenn man die Stöcke einmal nicht braucht z. B. bei Ortsdurchquerungen, kann man sie zusammenschieben und in den Rucksack stecken. Ihr geringes Gewicht macht das möglich.

Inzwischen gehören Sie mit Ihrem Wandergrüppchen schon zu den Fortgeschrittenen. Jetzt können Sie sich einfach anhand der Karte Wanderungen nach Ihren Plänen (und immer nach den vorhandenen Wanderzeichen, denn ohne bleibt in jedem Fall schwierig) zusammenstellen und die Touren ganz Ihrem individuellen Geschmack und Können anpassen. Sie können auch anfangen, Streckenwanderungen in Erwägung zu ziehen, wobei Sie für die Rückfahrt zu Ihrem fahrbaren Untersatz oder für Hin- und Rückfahrt, wenn Sie einen solchen nicht haben, genaue Auskünfte über Bahn- und Busabfahrzeiten einholen müssen, und alles so bedenken, dass Sie nicht unter Zeitdruck kommen, denn nichts ist schlimmer beim Wandern als das!

Sie können anfangen, an anspruchsvollere Routen und Gegenden (Gebirge!) zu denken oder vielleicht auch schon mal an eine Mehrtageswanderung. Letztere ist für mich das absolut Schönste, was ein Wanderer sich vornehmen kann. An Ausrüstung braucht man auch kaum mehr: zu dem schon Erwähnten ein Ersatzhemd, Pullover, Ersatzwäsche und Socken, ein Paar leichte Haus- oder Turnschuhe, Nachtkleidung und Toilettensachen, das wäre das Notwendige. Wenn Sie dann noch ein kleines Nähzeug, eine Miniapotheke, Kamera und Wanderkarten einstecken, sind Sie komplett. Es empfiehlt sich, alles zu wiegen, nur das Leichteste mitzunehmen, jede Eitelkeit hintanzustellen, denn Sie werden alles die ganze Zeit tragen müssen. Mehr als 5 bis 6 kg (einschließlich Anorak und mindestens ½ l Getränk!) sollte Ihr Rucksack keineswegs wiegen, sonst wird es lästig!

Aber was für ein Vergnügen, so loszuziehen, heute nicht und morgen nicht umkeh-ren zu müssen, sozusagen, dem Horizont und der Ferne entgegenzuziehen, die Sonne auf und untergehen zu sehen, den Vögeln zu lauschen und den Flüssen und Bächen – es ist eine unendliche Vielzahl von Freuden, die Sie erwartet!

Sie haben es sicher schon bemerkt: Zuerst habe ich Ihnen die praktischen Voraussetzungen dargestellt, aber jetzt gehen endgültig die Pferde mit mir durch, denn: Wes das Herz voll ist, des gehet der Mund über!

Zimmer pflege ich nie vorauszubestellen, wenn ich unterwegs bin. Es ist ein Teil des Zaubers, unangemeldet und frei in seinen Entschlüssen in eine kleine Stadt einmarschieren zu können, ein bisschen wie ein Handwerksbursch in alten Zeiten, staubig, durstig und müde, aber stolz und froh, das Ziel erreicht zu haben. Dort das behäbige Gasthaus am Markt ist es, wonach mein Herz steht, wie hätte ich aus irgendeinem Varta oder Michelin ersehen können, dass es genau diese „Goldene Krone" sein muss und nicht der „Schwarze Adler" dort drüben (es kann aber auch umgekehrt sein) und hoffnungs- und erwartungsvoll tritt man ein, um seine Zimmeranfrage vorzubringen.

Ich kann Sie beruhigen: es klappt praktisch immer (und im Notfall haben Sie ja immer noch den „Schwarzen Adler"!). Im Geist sieht man sich schon in der gemütlichen Gaststube sitzen und genießerisch in der Speisekarte wählen mit

keiner anderen Aufgabe, als es sich einfach gut gehen zu lassen ohne Sorgen, ohne Störungen von irgendwem und irgendwoher, kein Telefon, keine miesen Nachrichten und wenn Sie wollen auch kein Radio und Fernsehen.

Und nach dem Essen noch ein paar Schritte auf dem Marktplatz, mit dem Mond über den alten Giebeln und den letzten Diskoflitzern, die das verschlafene Nest verlassen, um woanders näher am Leben zu sein – aber für uns ist das Leben hier!

Ja, das ist das Wandern, nicht wahr, Sie merken jetzt auch, dass es mehr ist als ein Sport, eher schon eine Leidenschaft und dabei überaus gesund.

Es sind jetzt bald 30 Jahre, dass ich „meine" Wandergruppe in Gang gebracht habe, und wir haben auch ganz bescheiden mit 10 km angefangen. Mitte 50 war ich damals und dachte: Ein paar Jahre kann man das sicher machen. Als ich dann 10 Jahre später das offizielle Rentenalter erreicht hatte, dachte ich, das ist ja toll, dass das so gut geht, machen wir halt so zu und hoffen auf noch ein paar gute Jahre – und jetzt denke ich überhaupt nicht mehr in die fernere Zukunft und mache überhaupt keine Pläne, sondern wandere, wandere, wandere, so weit (und so lange) die Füße tragen! Schützenhilfe bekommen wir auch von medizinischer Seite, denn eine Studie,

die Wissenschaftler im amerikanischen Bundesstaat Virginia unter 707 Rentnern im Durchschnittsalter von 68 Jahren erstellt haben, ergab einwandfrei, dass regelmäßige Spaziergänge und Wanderungen die Lebenserwartung im Alter deutlich verlängern.

Sie sehen also, es ist sehr verlockend, und es ist Zeit anzufangen und in ein glückliches gesundes Alter zu marschieren!

Wenn ich gesagt habe, es ist meiner Meinung nach das optimale Hobby für Senioren, so meine ich, es umfasst alles, was wir brauchen, um geistig und körperlich beweglich zu bleiben: die Planung, die Organisation, die körperliche Leistung, die beglückenden Eindrücke, die Anregungen vielfacher Art, die man unterwegs mitnimmt: seien es seltene Pflanzen oder Tiere, urige Menschen, alte Dörfer, Brunnen und Backöfen, kulturhistorisch interessante Kirchen, Schlösser und Burgen, Bildstöcke, Sühnekreuze und Brücken – ein unendlich reiches Bilderbuch wird aufgeschlagen und Sie müssen nur die Seiten umblättern.

Dazu haben Sie Ihre Wanderkameraden, mit denen Sie mit der Zeit eine echte Freundschaft verbinden wird, denn nichts schafft so viel Nähe wie diese gemeinsam verbrachten Tage und Erlebnisse.

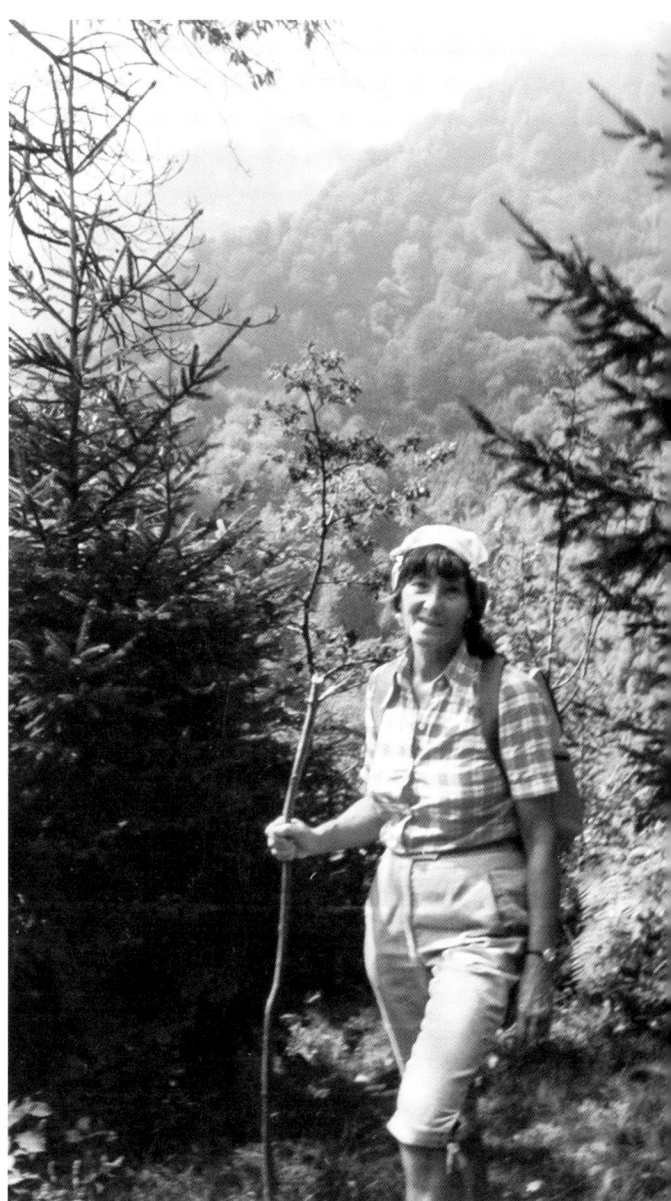

Darum herum kann sich auch noch so mancherlei entwickeln: Sie fotografieren, stellen Kalender und Fotoberichte her, schreiben Tagebücher und vielleicht sogar einmal ein Wanderbuch! Es liegt alles bei Ihnen, Sie müssen nur zugreifen.

Sinngemäß gilt alles, was wir jetzt über das Wandern gesagt haben, auch für das immer beliebter werdende Radwandern. Letzteres hat sicher den Vorteil, dass man sein Gepäck nicht tragen muss (aber natürlich gibt es auch organisierte Wandertouren – als „Wandern ohne Gepäck" angepriesen – wo das auch nicht der Fall ist) und dass man großräumiger planen und weitere Landstriche in sein Visier nehmen kann. Auf der anderen Seite kommt man vielleicht um den intimen Reiz, den einem so mancher verschlungene Pfad vermitteln kann, fand ich doch, wann immer ich mit ausgeschilderten Radwanderwegen in schönen Gegenden zu tun hatte, dieselben fast immer stark frequentiert, eine Situation, die man als Wanderer kaum je erlebt. Der Kontakt zu belebterer Gegend und Straßen ist dazu naturgemäß enger. Anders verhält es sich natürlich mit den Radwegen, die in Ortsbereichen als solche ausgewiesen sind, durch keine ausgesprochenen Erholungslandschaften führen und dementsprechend auch nicht so verlockend sind. Da ist man oft auch ganz allein. Aber das ist einfach Geschmackssache, und wir haben ja schon festgestellt, dass mancher sich beim Radeln leichter tut als beim Gehen. Erwähnen muss man aber in jedem Fall, dass beim Radeln das Wetter eine weit größere Rolle spielt als beim Wandern, denn auch mit Poncho bleibt das Radeln im Regen eine höchst ungemütliche Angelegenheit.

XII. Fazit

Jetzt bin ich so ziemlich am Ende meiner Betrachtungen angelangt. Ein weiter Bogen spannt sich von unserem Aufbruch, den wir, sorgenvoll auf die düsteren Zukunftsprognosen schauend, ernsthaft und mit dem Vorsatz begonnen haben, etwas zu tun, um diesen Bedrohungen ein kleines „Dennoch" entgegenzustellen, unseren Kindern und Kindeskindern ein bisschen Hoffnung zu geben, dass es ganz so schlimm wie vorhergesagt nicht kommen muss.

Wir haben Schubladen aufgezogen und in Büchern geblättert, wir haben Türen geöffnet und haben versuchsweise ein paar Schritte auf der Aschenbahn gemacht. Wir haben unsere Autos kritisch in Augenschein genommen und uns die Vorlesungsverzeichnisse von Volkshochschulen und Universitäten angeschaut. Wir haben den lange nicht benutzten Zeichenblock hervorgeholt und den lange gehegten Plan verwirklicht, mit dem Enkel einmal eine Partie Schach zu spielen. Wir haben unseren Drahtesel geputzt und werden am ersten schönen Tag losziehen, um ihn auszuprobieren. Das Sitzgestell wird uns schmerzen, aber den lauen Fahrtwind um die Nase werden wir genießen!

Wir haben uns einen Stoß gegeben und haben endlich wieder einmal ein Konzertabonnement genommen, und wir sind standhaft geblieben und haben den Aufzug nicht benützt, der seine Türen so einladend geöffnet hatte.

Und schließlich haben wir auch noch den alten Rucksack herausgekramt und sind eines Tages hoffnungsvoll aufgebrochen, um auszuprobieren, ob wir das noch schaffen und in den Griff bekommen. Wir sind über sandige Feldwege gezogen und haben am Morgen die Lerchen trillernd in den blauen Himmel steigen sehen, wir haben Kornblumen gepflückt und Teufelspilze entdeckt. Wir sind durch einen rauhreifverzuckerten Wald gegangen und haben geschaut, gelauscht und geatmet.

Unser Ziel, mobil zu bleiben – trotz fortschreitender Jahre – haben wir nie aus den Augen verloren, aber je weiter wir auf unserem Forschungsgang gekommen sind, desto freier haben wir geatmet und jetzt im halben Rückwärtsschauen erscheint es fast unglaubhaft, dass wir aufgebrochen sind, um Rentenkassen zu entlasten und junge Arbeitnehmer nicht verzweifeln zu lassen – wir gehen und sehen, wie schön die Welt ist und was sie uns alles bietet, jeden Tag etwas Neues, etwas Anderes, etwas Interessantes, etwas, für das es sich lohnt zu leben!

Und es wird uns bewusst, dass wenn wir alle diese guten Ratschläge beherzigen, es in erster Linie uns zugutekommt, uns vorwärtsbringt und unser Leben reich und schön macht.

So geht es oft im Leben: Je entschiedener wir uns daran machen, irgendwo zu helfen, uns irgendwo einzusetzen, umso sicherer sind wir es, die den unerwarteten Lohn, die Freude, die Befriedigung in Empfang nehmen dürfen, auf die wir es nicht abgesehen hatten.

Aber ob es nun allen nützt oder in erster Linie uns selbst oder dem einen sowohl wie dem anderen – das spielt nicht die entscheidende Rolle. Wenn wir den Weg als richtig erkannt haben und aus dieser Erkenntnis heraus ihn konsequent verfolgen, dann haben wir getan, was in unseren Kräften stand, um das große Räderwerk am Laufen zu halten und keinen unnötigen Sand ins Getriebe zu bringen.

Und es wird uns wieder einmal bewusst geworden sein, dass nicht die Traumhäuser, die Traumreisen und was es an Traumprodukten sonst noch so alles gibt, das Erstrebenswerteste sind, sondern dass das Leben selbst das höchste Gut ist, das wir wie einen leuchtenden Karfunkelstein – noch – in unseren Händen halten. Hüten wir den Schatz gut!

Alles, was ich wollte, ist, Ihnen ein Staubtuch zu reichen, mit dem Sie das Kleinod etwas aufpolieren können und ein paar Anregungen geben, wie Sie durch ein wenig Verzicht, ein wenig Anstrengung, ein wenig Mäßigkeit zu seiner Dauer beitragen können. Aber vermiesen will ich Ihnen keine Ihrer Freuden, denn nicht wahr: Auch im Verzicht kann man ja Mäßigkeit üben.

‚Älter werden und mobil bleiben‘ hatten wir auf unsere Fahne geschrieben. Ob es klappt, wie man es gerne hätte, das liegt wohl bei höheren Mächten, aber versuchen können wir es auf jeden Fall.

Wie sagte ich doch am Anfang? Wenn man glaubt, dass einem etwas gelingen wird, dann ist es auch schon halb gewonnen!

Also viel Glück!

Nachwort

Als ich mein Manuskript abgeschlossen hatte, erfuhr ich eigentlich mehr zufällig von dem Forschungsprojekt SIMA (Selbständigkeit im höheren Lebensalter) der Universität Erlangen-Nürnberg, bei dem sich Gerontologen, Mediziner, Psychologen, Soziologen und Sportwissenschaftler seit 1991 die Aufgabe gestellt haben und hatten, zu untersuchen, ob und wie sich Pflegebedürftigkeit im Alter vermeiden lässt. Das Projekt hat eine ähnliche Zielrichtung wie unser Unterfangen, älter zu werden und mobil zu bleiben, befasst sich aber mit der Situation erst zu einem sehr späten Zeitpunkt.

Eine repräsentative Gruppe von ca. 400 Senioren zwischen 80 und 95 Jahren wurde zu diesem Zwecke einem mehrteiligen Trainingsprogramm unterzogen, bei dem die Alltagskompetenz, die Gedächtnisleistung und die Bewegung (Psychomotorik) im Mittelpunkt standen. Gleichlaufend wurden die Probanden in jährlichen Abständen medizinisch und psychologisch untersucht.

Die Frage war: lässt sich mit solchen Trainingsprogrammen dem normalen Alterungsprozess entgegenwirken, und die Antwort der Erlanger Forschungsgruppe lautete nach 4 Jahren eindeutig „Ja". Auch hier wieder finden wir den Hinweis, dass die besten Ergebnisse durch eine Kombi-nation aus Gedächtnistraining und Bewegungstraining erzielt wurden, also akkurat der gleiche Schluss, zu dem wir, nicht auf Wissenschaft, sondern auf Erfahrung und Beobachtung aufbauend, auch gekommen sind.

Die sehr interessanten Materialien für solche Trainingsprogramme, die sich in erster Linie an Interessenten wenden, die mit Seniorengruppen arbeiten, also Gerontologen, Sozialarbeiter, Psychologen, Leiter von Altersheimen, Dozenten von Volkshochschulen usw. sind in Buchform im Verlag Hogrefe Göttingen erschienen. Verantwortlich für das Programm sind Professor Dr. Wolf D. Oswald und Dr. Thomas Gunzelmann.

Das SIMA-Projekt wurde im Rahmen des vom Bundesministerium für Familie und Senioren in Auftrag gegebenen Forschungsprojektes ‚Bedingungen der Erhaltung und Förderung von Selbständigkeit im höheren Lebensalter' durchgeführt und gefördert.

Daraus lässt sich unschwer erkennen, welche Bedeutung die zuständigen Stellen dem angesprochenen Problemkreis beimessen oder anders ausgedrückt: wie überaus aktuell unser Unterfangen ist.

Die Autorin

Hertha Gerlinger, geboren 1920, wuchs mit vier Geschwistern in einer alteingesessenen Breslauer Familie auf. Der Vater war Jurist und bekleidete den Posten eines Landgerichtsdirektors. Die Mutter stammte aus einer Kaufmanns- und Künstlerfamilie.

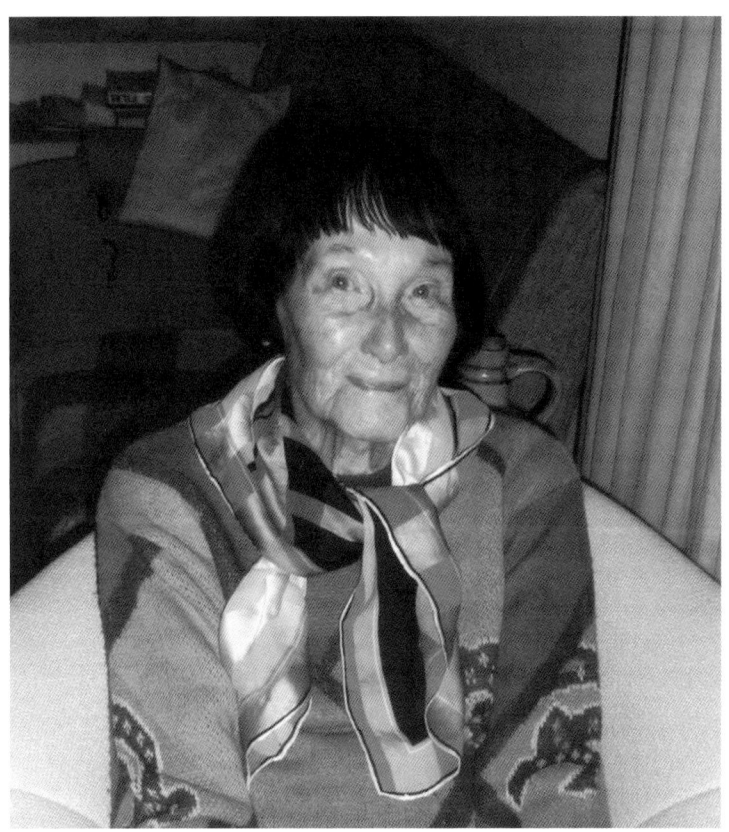

Nach dem Abitur 1938 heiratete sie und arbeitete während der Kriegsjahre im Krankenhaus und in anderen sozialen Einrichtungen. Nach der Geburt einer Tochter und dem Kriegstod ihres Mannes flüchtete sie 1945 nach Bayern, wo sie den Familienunterhalt zunächst als Landarbeiterin verdienen musste. Weitere Stationen waren: mehrjährige Tätigkeit im medizinischen Bereich, Sprachstudium in München, Studienaufenthalt in Amerika und langjährige Tätigkeit als Übersetzerin.

Nach der Wiederverheiratung im Jahr 1959 widmete sie sich neben der Mitarbeit in gemeinnützigen Verbänden besonders der Förderung Deutsch-Amerikanischer Freundschaft. Im Jahr 1977 rief sie eine deutsch-amerikanische Wandergruppe ins Leben, die sie 35 Jahre leitete. Aber auch die Kunst spielte in ihrem Leben eine entscheidende Rolle. Schon als Kind war sie im Atelier ihrer Großtante Gertrud Staats (bedeutende schlesische Landschaftsmalerin, 1859-1938) mit Kunst in Berührung gekommen. Sie sah ihrer Großtante oft und gern beim Malen zu und wurde auch ermuntert ihre Meinung zu sagen. Auch die Mutter der Autorin hatte eine Malausbildung erhalten und ging dieser Tätigkeit weiter nach, soweit ihre fünf Kinder ihr dazu Zeit ließen.

Mit ihrem zweiten Ehemann teilte Hertha Gerlinger die Begeisterung für die Brücke-Maler und unterstützte ihn nach Kräften beim Aufbau seiner Sammlung.

Daneben suchte sie unermüdlich nach den durch Kriegseinwirkungen verschollenen und verstreuten Werken ihrer Großtante Gertrud Staats, um deren Lebenswerk nicht untergehen zu lassen. Sie vermochte im Lauf der Zeit eine erfreuliche Anzahl ihrer Bilder zu lokalisieren oder zu erwerben und – in Kontakt mit deutschen und polnischen Museen – drei Gedächtnisausstellungen zu organisieren und andere Ausstellungen zu unterstützen. Ein wesentlicher Teil ihrer Sammlung ist bereits an das Schlesische Museum in Görlitz als Dauerleihgabe übergeben worden.

Auch literarisch ist Hertha Gerlinger tätig, so: „In meinem Alter", „Vom Glück unterwegs zu sein", „Und doch …", „Sternenstaub …", „Spätlese", u.a.

Hertha Gerlinger lebt in Würzburg und feierte im Januar 2020 ihren 100. Geburtstag

Verzeichnis der Abbildungen

Fotos (Archiv der Autorin)

Aquarelle der Autorin

Umschlagabbildung vorne:

Ruine Homburg,

Foto privat / hinten:

Die Autorin, Foto Thomas Obermeier

Weitere Bücher

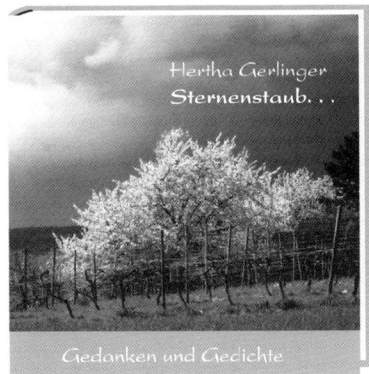

ISBN 978-3-88778-378-5
90 Seiten | Format: 21 x 21 cm
Sprache: deutsch | 1. Auflage, Softcover
Erscheinungstermin: Oktober 2012
14.80 €

Sternenstaub
Gedanken und Gedichte
Autorin: Hertha Gerlinger

Die Vielfalt des Lebens und die Schönheit dieser Welt fügen sich in Hertha Gerlingers Gedanken, Gedichten und stimmungsvollen Landschaftsaufnahmen zu einem harmonischen Ganzen und vermitteln Daseinsfreude und Zuversicht.

ISBN 978-3-88778-501-7
92 Seiten | Format: 20,5 x 20,5 cm
Sprache: deutsch | 1. Auflage, Hardcover
Erscheinungstermin: Januar 2017
18.80 €

Spätlese
Gedanken - Gedichte - Aquarelle
Autorin: Hertha Gerlinger

Im Abendlicht werden die Konturen klar und der Himmel wird durchsichtig. Gleiches gilt wohl auch für die Weltsicht und bei allen Problemen, die das Leben für jeden bereithält, bleibt uns als Quelle der Kraft die unzerstörbare Schönheit unserer Welt.

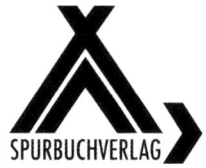